これ、本当に「食べもの」ですか？

天笠啓祐

食べもの通信社

はじめに

食べものが、とてもおかしくなっています。

以前にも「こんなのが食べもの？」と疑問を持ってしまうジャンクフードなどのおかしな食品がありましたが、多くの消費者は受け入れませんでした。

しかし今回は、先端技術を用いているため、開発企業や政府は「時代の最先端」というイメージを強く打ち出しており、すでに食卓に押し寄せ始めています。

いまいちど、この食卓に登場しつつある食べものについて**「これ、本当に『食べもの』ですか？」と問い直すことが大切**になってきました。

その最先端の技術の出発点は、**遺伝子組み換え食品**です。生命のもっとも基本である遺伝子を操作して、作物や動物を改造し、それを食べものにしたのです。

大量の作物が作付けされ、輸入され、食用油などとして食卓に登場しました。農薬メーカーが開発したため、農薬とセットで種子が販売されたことで、除草剤のグリホサート汚染も拡大しました。その化学農薬の限界が見えてきたことから、新たにRNA農薬まで開発されています。

遺伝子組み換え食品の次に登場した、やはり遺伝子を操作した食品の**ゲノム編集食品**は、規制されないまま市場化されました。しかも遺伝子組み換え作物は海外で作られ、輸入され、主に食用油などの加工食品になりましたが、ゲノム編集食品は国内で生産され、生の状態で食べることが可能な形で市場化されたのです。

それに加えて、新たに**フードテック**という、代替肉、培養肉、昆虫食が広がり始めています。これらは、とても食べものとは言えないものです。昆虫や微生物、細胞から食品を作り、食卓に登場させようとしています。

なぜこのような食べものが登場したのでしょうか。とても立派な大義名分が述べられていますが、本当でしょうか。本書では、それらのことにこだわって見ていき、皆さまと一緒に考えてみたいと思います。

もくじ

＼＼ これ、本当に「食べもの」ですか？

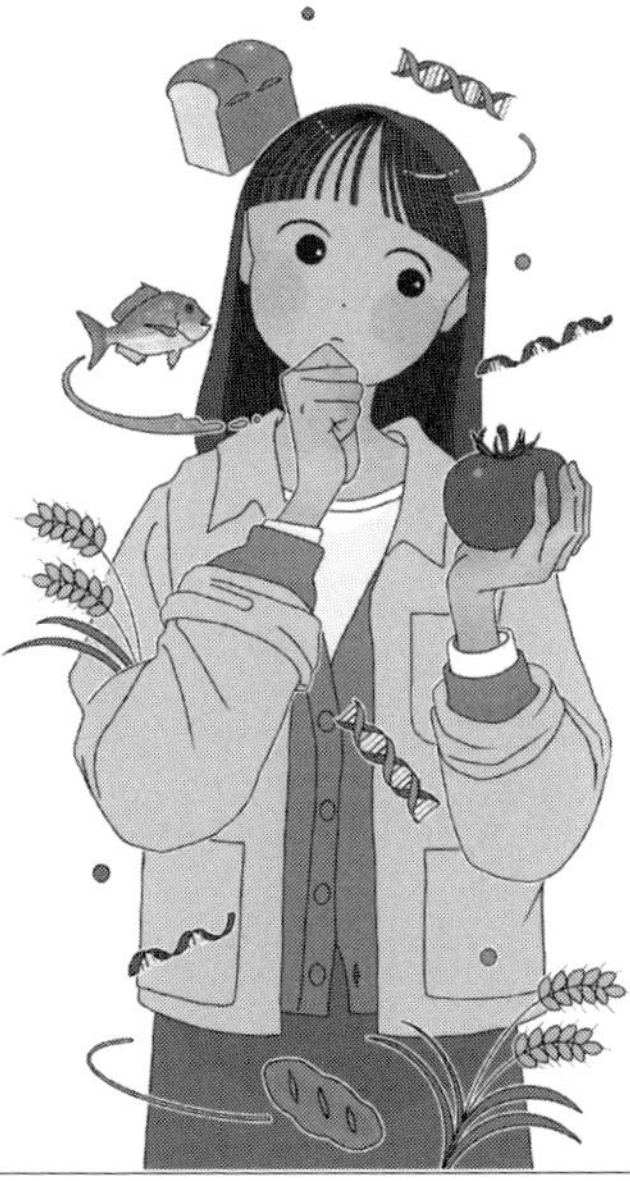

第1章

変わりつつある食の世界

食べものとは？

食べものとは、いったい何なのでしょうか。

――そんな疑問が湧いてくるような食べものが増えています。

いま、食の世界は大きく変わろうとしています。

遺伝子組み換えに続いてゲノム編集、エピゲノム編集といったように、**次から次へと新たな遺伝子操作技術が登場し、その技術を応用した作物や魚、家畜が開発されています。**

フードテックという名前で、細胞や微生物を培養して食品にしたり、昆虫までも食品にしたりする動きも強まっています。

この様変わりしつつある食の世界をどのように見ていったらよいのでしょうか。

また農の世界も大きく変わろうとしています。**高齢化が原因で家族経営の農家が減少し続けるいっぽうで、大規模化が進み、**ＡＩ（人工知能）やドローンなどを駆使した企業化農業や植物工場での生産が広がっています。漁業も陸上養殖を中心に進もうとしています。

それらは、これまで人と自然との関係で築かれてきた食の世界を壊そうとしています。そのさいによく使われているのが、環境にやさしい、将来の食料不足に対応するため、といった聞こえが良いことばです。

それは本当のことなのでしょうか。

食べものの人工化、工業生産化では、遺伝子組み換えやゲノム編集などのバイオテクノロジーの応用が活発です。政府も研究や開発を後押しするため、多額の予算を出しています。

開発の中心は、大学発のベンチャー企業で、大手企業が後押ししています。その大企業には、食品メーカー以外にも、これまで食品とは関係なかったＮＴＴや電力会社などが多く参入してきています。

この間、食べものに関わる政府の政策で、大企業優先政策が際立っています。今後の食料生産を、大企業による規模拡大やハイテク化にしていく、ということが決められたからです。

そこには、第二次安倍政権以降、現政権に至るまで、政府が唱えている「世界で一番企業が活躍しやすい国」にするという政策があります。

食料安全保障政策においても、工業化された食料を軸にしていけば、自給率向上につながるという思惑があるのです。

食品表示も変えられ、選べない

大企業優先の代表的な政策が、私たちが日ごろ目にする食品表示の相次ぐ変更です。2015年に食品表示法が施行され、企業からの要請が強い

①原料原産地表示
②遺伝子組み換え表示
③食品添加物表示

の3つの表示の変更が俎上《そじょう》に載せられました。その結果、**この3つの表示がすべて改悪されたのです**。

①の原料原産地表示では、輸入作物をあたかも国産のように錯覚させる「国内製造」という表示が取り入れられ、増え続けています。

とくに多いのが小麦粉を用いた食品です。

国産の小麦を使用しなくても、国内で製粉すれば「国内製造」と表示できるように変更したのです。そのため、多くの消費者が国産と間違えて購入してしまいます。
②の遺伝子組み換え表示では「遺伝子組み換え不使用表示」がターゲットになりました。
食品にこの「不使用」という文字があると「遺伝子組み換え食品が悪者に見える」と多国籍農薬企業や食品産業などがやり玉に挙げていたのです。

そして**遺伝子組み換え原材料が0％混入のもの以外は「遺伝子組み換えではない」「遺伝子組み換え不使用」などと表示できないように変更された**のです。

輸入作物が多い日本の現状から、微量な混入は避けられず、0％はほとんどありません。

豆腐メーカーなどは表示違反を恐れ、すでにスーパーなどで並ぶ食品から「遺伝子組み換えではない」という表示が消えつつあります。

代わりに増えているのが「分別生産流通管理済み」という何を意味するかわからない表示。加えて、ゲノム編集食品など新規食品への表示は検討すらされませんでした。

③の食品添加物表示では、「無添加」「不使用」表示が禁止されます。さらに化学・合成・人工という文字も禁止。

大手食品企業や食品添加物業界が「食品添加物が悪者に見える」として、こういった表示の削除を求めてきたのです。

これまで添加物を使わないで頑張って食品づくりに取り組んできたメーカーの多くが中小企業ですが、その食品から「無添加」「不使用」表示を奪うものです。

さらに「人工甘味料」「合成着色料」「化学調味料」を使っていません、といった表示もできなくなります。

これにより、大手食品メーカーの量産品と、中小零細企業のこだわり食品の区別がつかなくなってしまいます。

進むハイテク戦略

政府が大企業優先政策として押し進めているもう一つの政策が、ハイテク化です。それをよく示す政策が、農林水産省（農水省）が押し進める「**みどりの食料システム戦略**」です。

この戦略では、国産食品を増やすとしていますが、その基本はハイテク化と企業化農業です。

国産といっても、私たちがイメージするような日本の農家を守ろうとか、日本の農家のためになるような政策ではないのです。ハイテク化の柱が、ＡＩやバイオテクノロジーです。

スマート農業の推進が登場しますが、スマートとは自動化という意味です。その柱は、ＡＩやドローン、ロボットなどを使い、農業を大規模化・自動化することと、加えて大規模植物工場を設置することです。

それを推し進めるために、遺伝子組み換えやゲノム編集などを用い、高品質で収量の多い品種を開発しようとしています。

さらには、**代替肉、培養肉、昆虫食のような人工的な食品を開発し、将来の食品の主力にしよう**と考えています。

このみどりの食料システム戦略では、有機農業を増やすことがうたわれていますが、その内実は、私たちが考えるような、家族経営で取り組んでいる本来の有機農業ではありません。

あくまでも大規模化・企業化が柱です。たとえば農薬に関しても、従来の化学農薬はやめるが、新しく開発するＲＮＡ農薬など遺伝子操作農薬は有機農業で使用できるようにしようという動きも見られます。

みどりの食料システム戦略を推進するための大義名分として出されるのがグリーン化、持続可能化、有機農業化、食品ロス対策ですが、考えてみますと、これらはこれまで政府の政策が切り捨ててきた問題です。

いままで切り捨てておきながら、その反省のないまま対策として出してくるところに、その本質が現れています。

食べものに応用される先端技術の代表に、遺伝子組み換えやゲノム編集での作物、家畜・魚などの開発があります。

最近ではこれに加えて、新たにエピゲノム編集やRNA操作技術までもが登場し、遺伝子操作の範囲が広がっています。とくに注目されるのが、RNA農薬やメッセンジャーRNA（mRNA）ワクチンの開発などに見られるRNA操作の広がりです。

このように遺伝子操作が主役に躍り出ていますが、次章では遺伝子を操作する食とはどのようなことかを見ていきましょう。

第2章

遺伝子を操作する食とは？

遺伝子操作とは？

遺伝子組み換えやゲノム編集を見る前に、その操作の対象である「遺伝子とは何か」を見ていきたいと思います。

遺伝子は、生きとし生けるものが皆持っている生命の設計図です。

生命というのは、大変不思議なことが多いのですが、その一つが遺伝子の存在です。すべての生物は、たった一つの細胞から体全体が作られていきます。私たち人間も、たった一つの受精卵から始まり、体全体が作られていきます。その精密な設計図が、遺伝子には刻み込まれているのです。

その遺伝子は基本的にＤＮＡ（２−１）というところにあります。これは人間だけで

2-1 DNAとは？

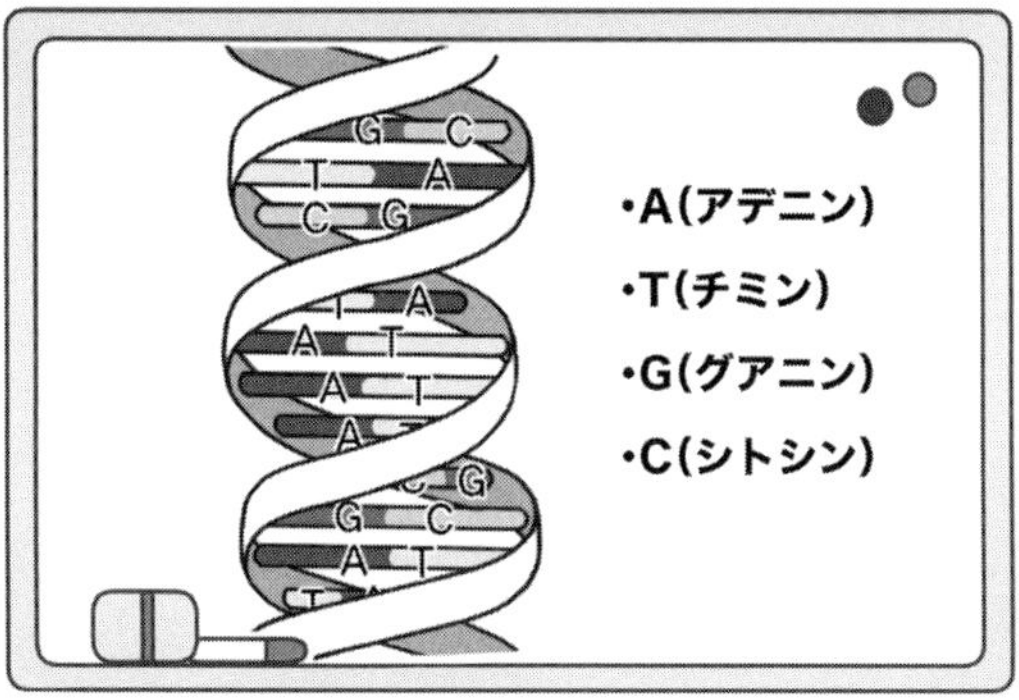

DNAは…

・A(アデニン)
・T(チミン)
・G(グアニン)
・C(シトシン)

の4種類の部品(＝塩基)で成り立っています。
そのうち、3つの部品(3塩基)の並びによって、
アミノ酸の種類が決まります。
そのアミノ酸が並んだものがたんぱく質です。

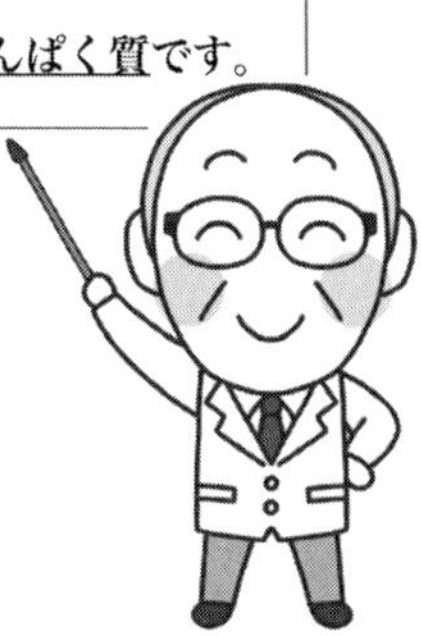

なく、牛などの動物も、大豆などの植物も同じです。

遺伝子を見ていこうとすると、必ず登場するのが、このDNAとかRNAといったものです（遺伝子があるところはDNAが多いのですが、一部例外的にRNAに遺伝子がある生物もいます）。

その**DNAの中で働いている部分を遺伝子**といいます。

DNAの中には働いていない部分がかなりあります。人間の場合、遺伝子として働いているのはDNAの約2%程度で、そこにある遺伝子の数は2万1306個（2018年、米ジョンズ・ホプキンス大学）といわれています。

以前は、残りの98%はジャンク（ガラクタ）DNAといわれていました。しかし、その後、この一見働いていない部分にも、遺伝子の働きをコントロールするなど、大切な役割があることが明らかになっていくのです。


遺伝子には2つの大きな働きがあります。
①細胞分裂をもたらし、自己複製を繰り返すことで体全体を作り出します。

さらに世代を超えて受け継がれ、新たな生命体を生み出します。この働きが「遺伝子」という名称をもたらしました。

これが生命の設計図（2-2）といわれるゆえんです。

②たんぱく質を作り出し、生命活動を維持させます。このたんぱく質を作り出す単位が「遺伝子」です。

どのように遺伝子が働くかというと、DNAにある遺伝子の情報はメッセンジャーRNA（mRNA）に写されます（転写）。そのmRNAの情報を受けてアミノ酸がつながり（翻訳）、たんぱく

2-2 DNAの自己複製

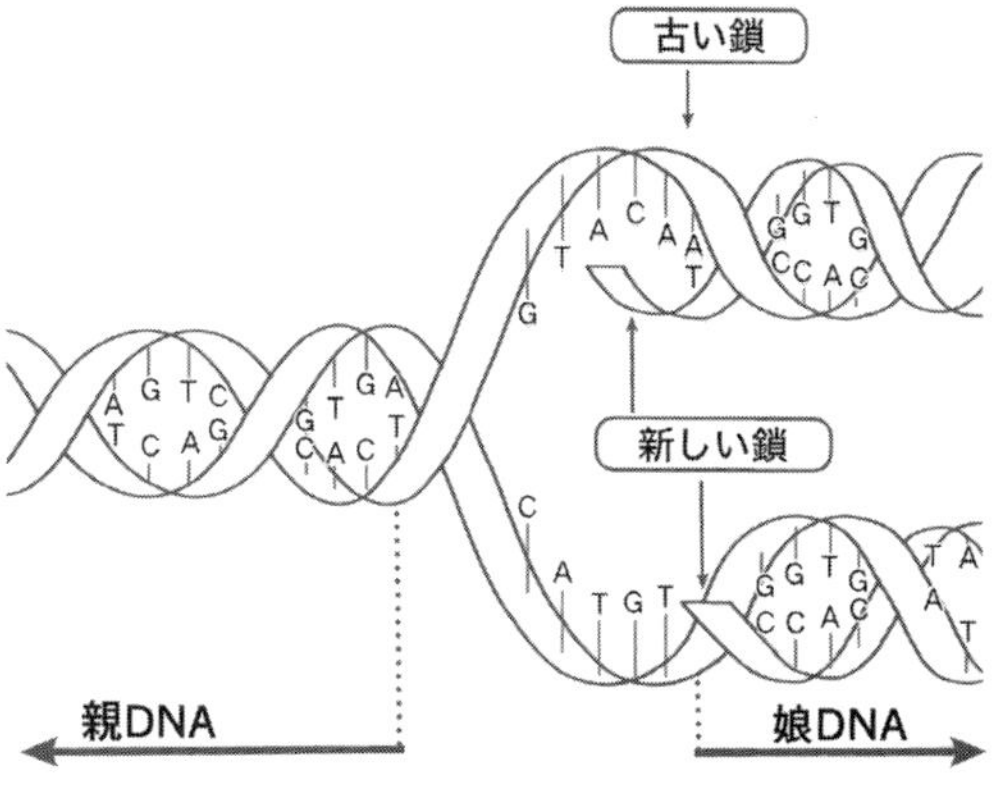

質が作られるのです（2－3）。

遺伝子の重要な働きの一つが、このたんぱく質を作り、生命活動を維持することです。

たんぱく質は多種類ありますが、主要なたんぱく質は
・構造たんぱく質
・酵素たんぱく質
の2種類です。

筋肉など体の多くの部分は構造たんぱく質で作られています。

たとえば目の水晶体は100％純粋のたんぱく質です。卵の白身も100％純粋のたんぱく質ですが、加熱すると白濁していきます。目の水晶体の場合も、紫外線を受けたり老化で濁っていき、白内障になりやすいのです。

もう一つが酵素たんぱく質です。

唾液や胃液、腸液などに含まれ、さまざまなところで分泌され、食べものを分解し

2-3 遺伝子がたんぱく質を作る流れ

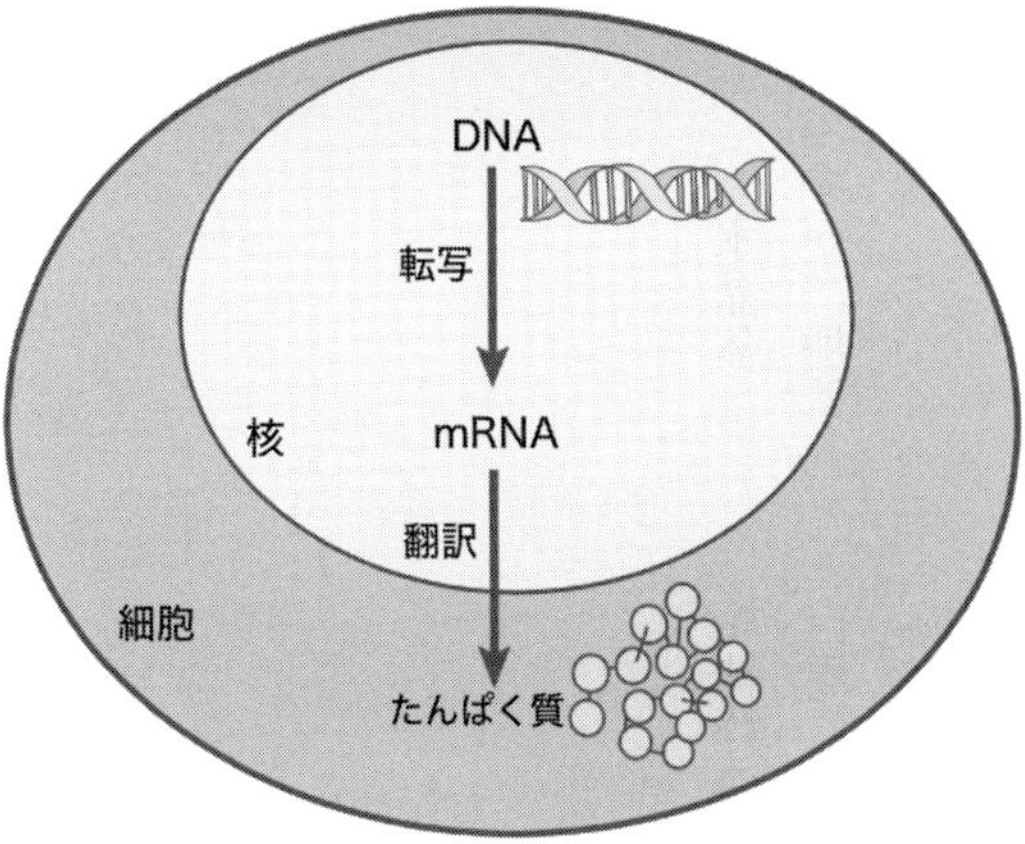
DNA
転写
核
mRNA
翻訳
細胞
たんぱく質

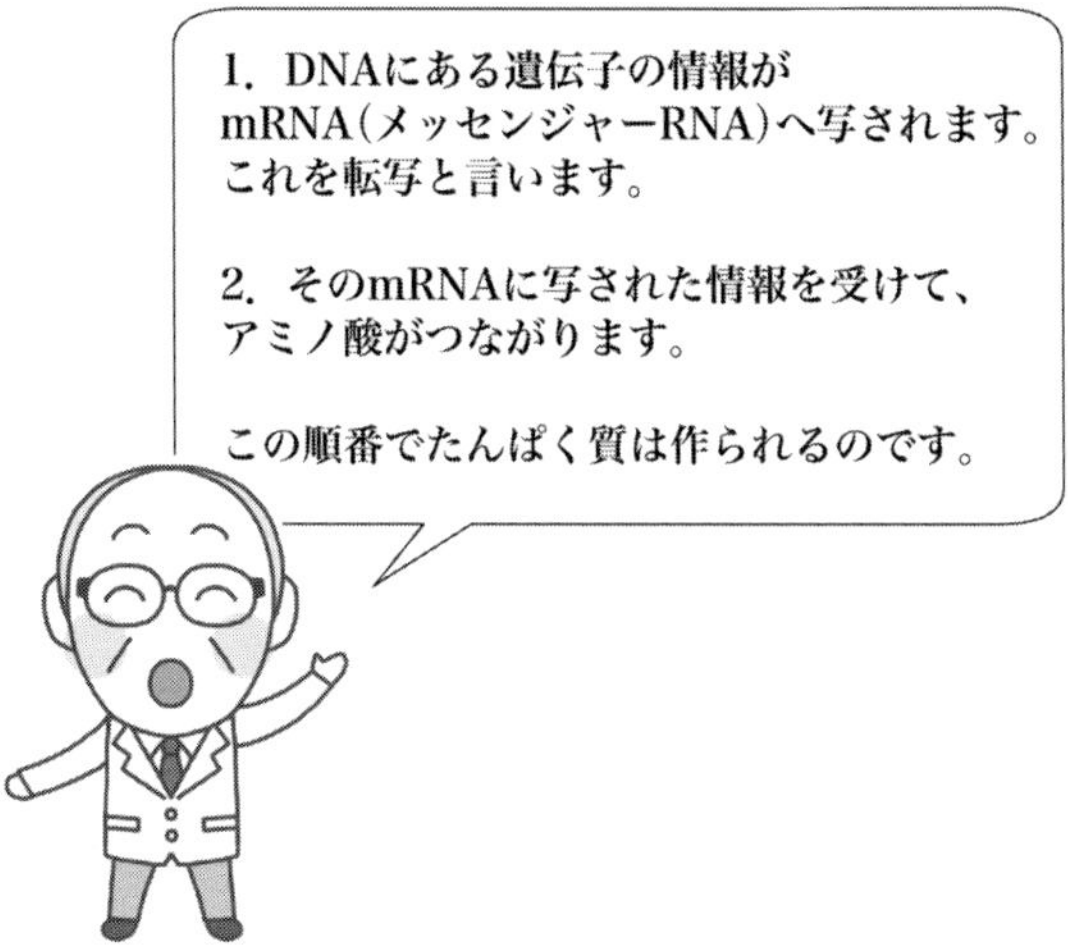
1. DNAにある遺伝子の情報が
mRNA(メッセンジャーRNA)へ写されます。
これを転写と言います。
2. そのmRNAに写された情報を受けて、
アミノ酸がつながります。
この順番でたんぱく質は作られるのです。

て体の役に立つようにしています。

もちろん遺伝子は食べものの中にもあります。ＤＮＡやＲＮＡのことを核酸といいます。

私たちは他の生物の命をいただいています。

牛や豚などの家畜の肉は高たんぱくといわれ、大豆も「畑の牛肉」といわれています。これら食べものにあるたんぱく質は遺伝子の産物です。

しょうゆなどたんぱく質を分解してアミノ酸にする食品もあります。アミノ酸はうまみ成分ですが、ＤＮＡやＲＮＡといった核酸を構成しているものもうまみ成分です。

たとえば「調味料（アミノ酸等）」という食品添加物表示を見たことがあると思います。この時のアミノ酸は「グルタミン酸」という種類で、商品名は「味の素」です。

では、ここでいう「等」とは何のことでしょうか。その大半が、イノシン酸、グアニル酸といった核酸を構成するものが多いのです。

品種の改良の違い

次に、品種の改良についてお話しします。
①従来
②遺伝子組み換え
③ゲノム編集
の3つの方法について、それぞれの違いを見ていきます。
寒さに強いトマトを例に考えてみましょう。

①の従来の品種改良とは、掛け合わせでおこないます。
寒さに強い品種を探し出し、それだけではおいしくなくて売り物にならないため、

おいしい品種を掛け合わせて、味覚を改良していきます。

偶然に左右されますので、思うようにいきません。根気よく掛け合わせ続けて、開発していきます。

こうして寒さに強くおいしいトマトの品種を誕生させてきました。

②の**遺伝子組み換えとは、他の生物の遺伝子を導入しておこなう品種の改良**のことです。

遺伝子は、基本的に種の壁を超えて移動できません。その種の壁を超えて、他の生物の遺伝子を入れておこなう品種の改良が、遺伝子組み換えです。

他の生物に移動できるのはウイルスやバクテリアなどの微生物だけです。そのバクテリアを用いて、他の生物の遺伝子を導入するのです。

たとえば、サントリーが青いカーネーション（写真）を開発しました。カーネーションには青い色を作る遺伝子が存在しないのです。そこでペチュニアの青色の色素遺伝子を入れて開発しました。

実験用動物でよく作られているのが、光る動物です。たとえばクラゲの発光遺伝子を豚に入れますと、光る豚が誕生します。

他にも、栄養が改善されるとして、ホウレンソウの遺伝子を入れた豚も誕生しています。

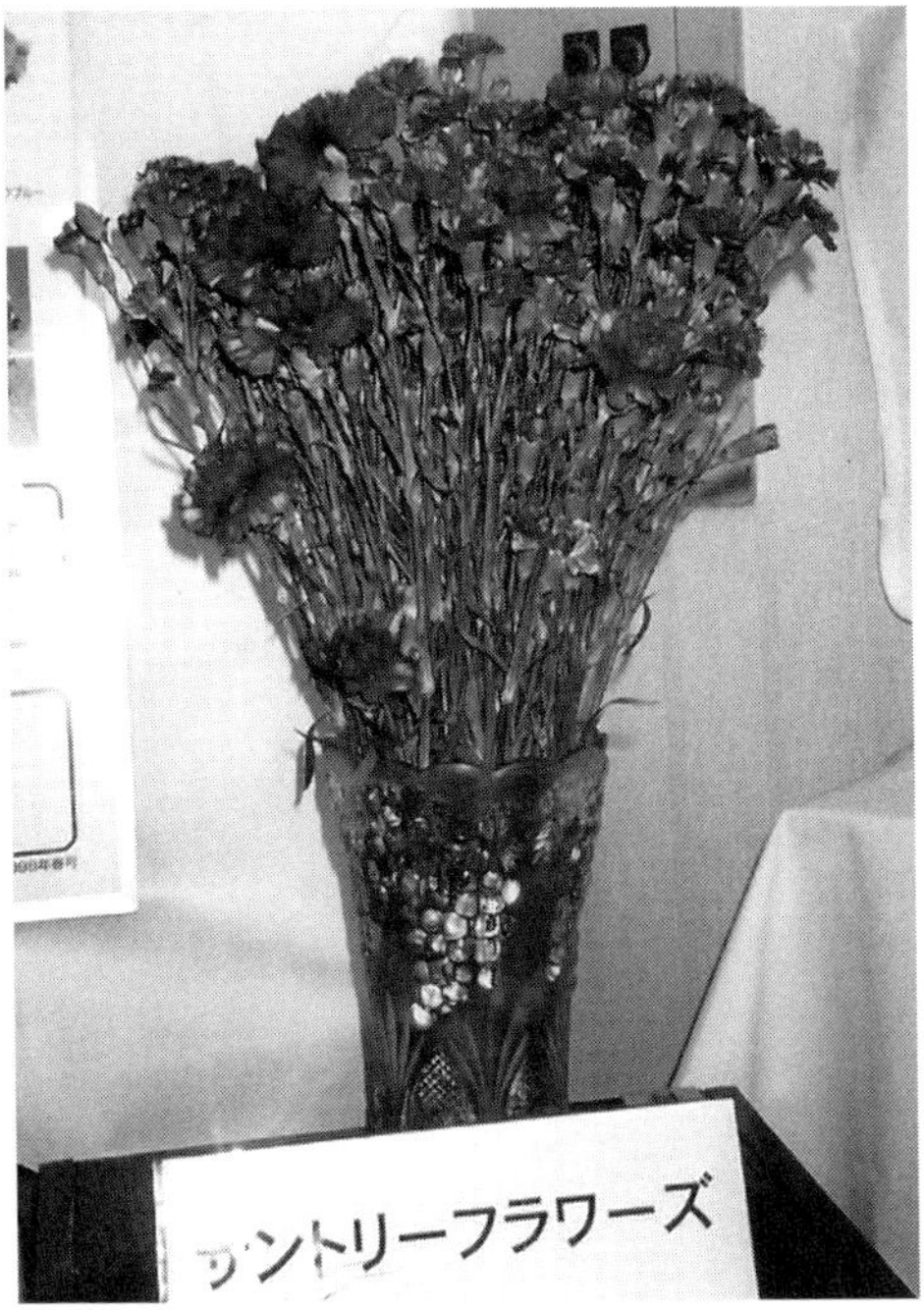

サントリーがペチュニアの青色色素遺伝子を用いて開発した青いカーネーション

寒さに強いトマトは、ヒラメの寒さに強い遺伝子を導入しておこないます。

なぜヒラメが寒さに強いかというと、血液の中に血液を凍らせないたんぱく質を持っているからです。そのたんぱく質を作る遺伝子をトマトに導入するのです。そうすると寒さに強い遺伝子ができます。
ただし、実際に開発は進みましたが、実用化には至っていません。

ではゲノム編集による品種の改良とはどのようにおこなうのでしょうか。
③の**ゲノム編集は、特定の遺伝子を壊し、秩序やバランスを壊すことでおこなう品種の改良**です。
たとえば、成長を抑える遺伝子を壊せば、成長が早く大きくなる生物が誕生します。逆に、成長を促進する遺伝子を壊せば、小さなままになります。これは意図的に障害や病気をもたらすことなのです。
寒さに強いトマトは、寒さに弱い遺伝子を壊しておこないます。寒さに敏感な遺伝子といったほうがよいかもしれません。

遺伝子組み換えやゲノム編集の方法

ではどのようにして、遺伝子組み換えやゲノム編集をおこなうのでしょうか。

基本的に、遺伝子は種の壁を超えることができませんが、その壁を超えなければいけません。超えることができるのは、細菌やウイルスのような微生物だけなので、その力を借ります。

その微生物ですが、これまでは自然や環境が許す範囲で遺伝子を移動させ、進化をもたらしてきました。

現在おこなわれている遺伝子組み換えやゲノム編集といった遺伝子操作は、その自然や環境が許す範囲を超えて、遺伝子を移動させているのです。

そこに基本的な問題点があります。以前「人間が神の領域に入り込んだ」という言い方がされていましたが、本当にそのとおりです。

実際には、微生物のＤＮＡに導入したい遺伝子を組み込んで、その微生物をトマトなどの生物に感染させておこなっています。金の微粒子に導入したい遺伝子を張り付かせ、銃で撃ち込んでおこなう方法もあります。

そのさい、**他の生物を導入するのが遺伝子組み換えで、ＤＮＡを目的とする箇所で切断するカセットを導入するのがゲノム編集**（2−4）です。方法はまったく同じ。導入する遺伝子の違いだけです。

ゲノム編集は遺伝子を壊す技術です。ではどのように遺伝子を壊すのでしょうか。まず必要なのが遺伝子を壊す道具です。それがキャス9（Cas9）という、ＤＮＡを切断するハサミです。

加えて、そのハサミを壊したい遺伝子まで導く案内役も必要です。それがガイドＲＮＡと呼ばれるものです（2−5）。

2-4 遺伝子組み換えとゲノム編集の違い（トマトの例）

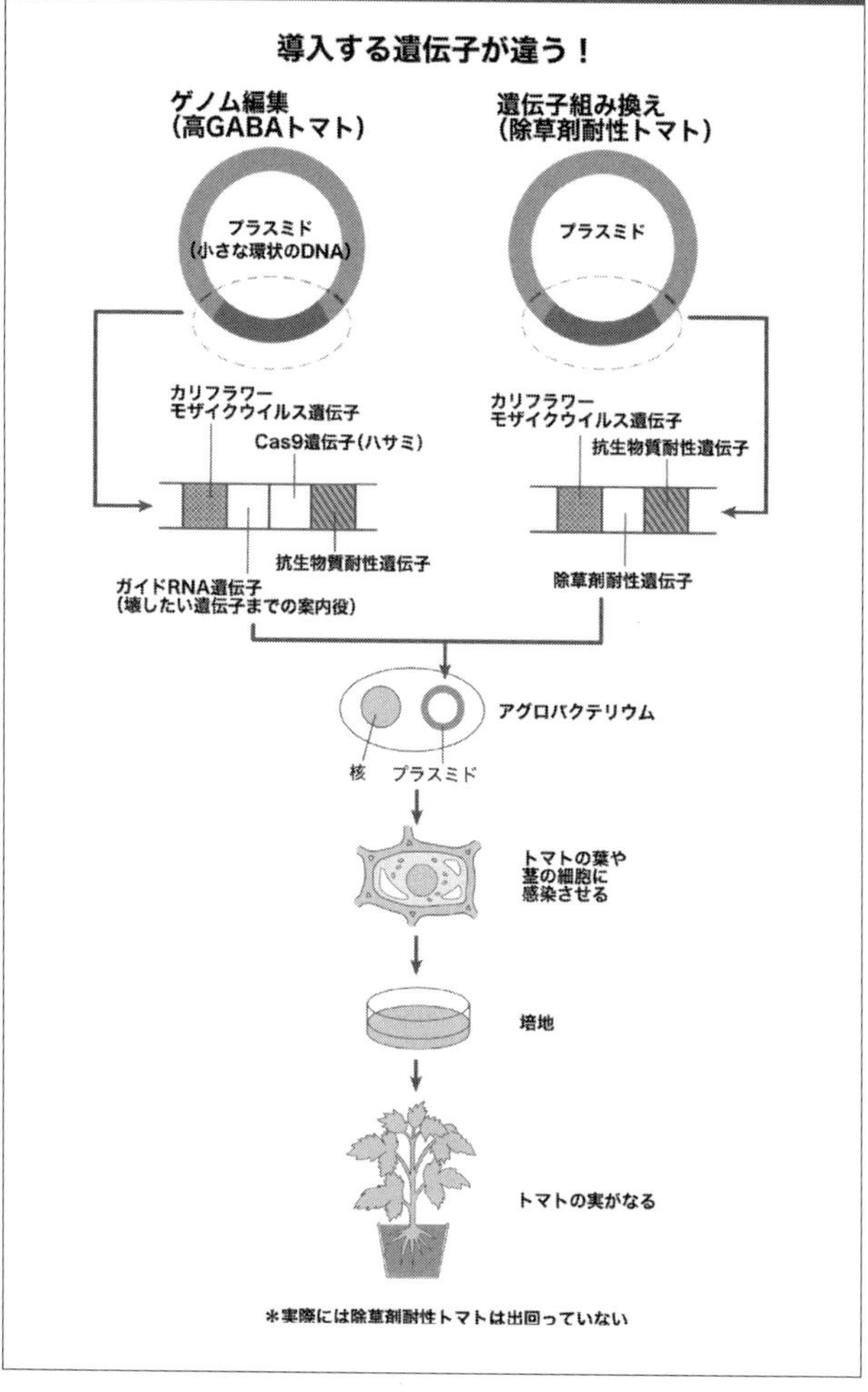
導入する遺伝子が違う！
ゲノム編集
(高GABAトマト)
遺伝子組み換え
(除草剤耐性トマト)
プラスミド
(小さな環状のDNA)
プラスミド
カリフラワー
モザイクウイルス遺伝子
Cas9遺伝子(ハサミ)
抗生物質耐性遺伝子
ガイドRNA遺伝子
(壊したい遺伝子までの案内役)
カリフラワー
モザイクウイルス遺伝子
抗生物質耐性遺伝子
除草剤耐性遺伝子
アグロバクテリウム
核
プラスミド
トマトの葉や
茎の細胞に
感染させる
培地
トマトの実がなる
＊実際には除草剤耐性トマトは出回っていない

2-5 ゲノム編集の方法

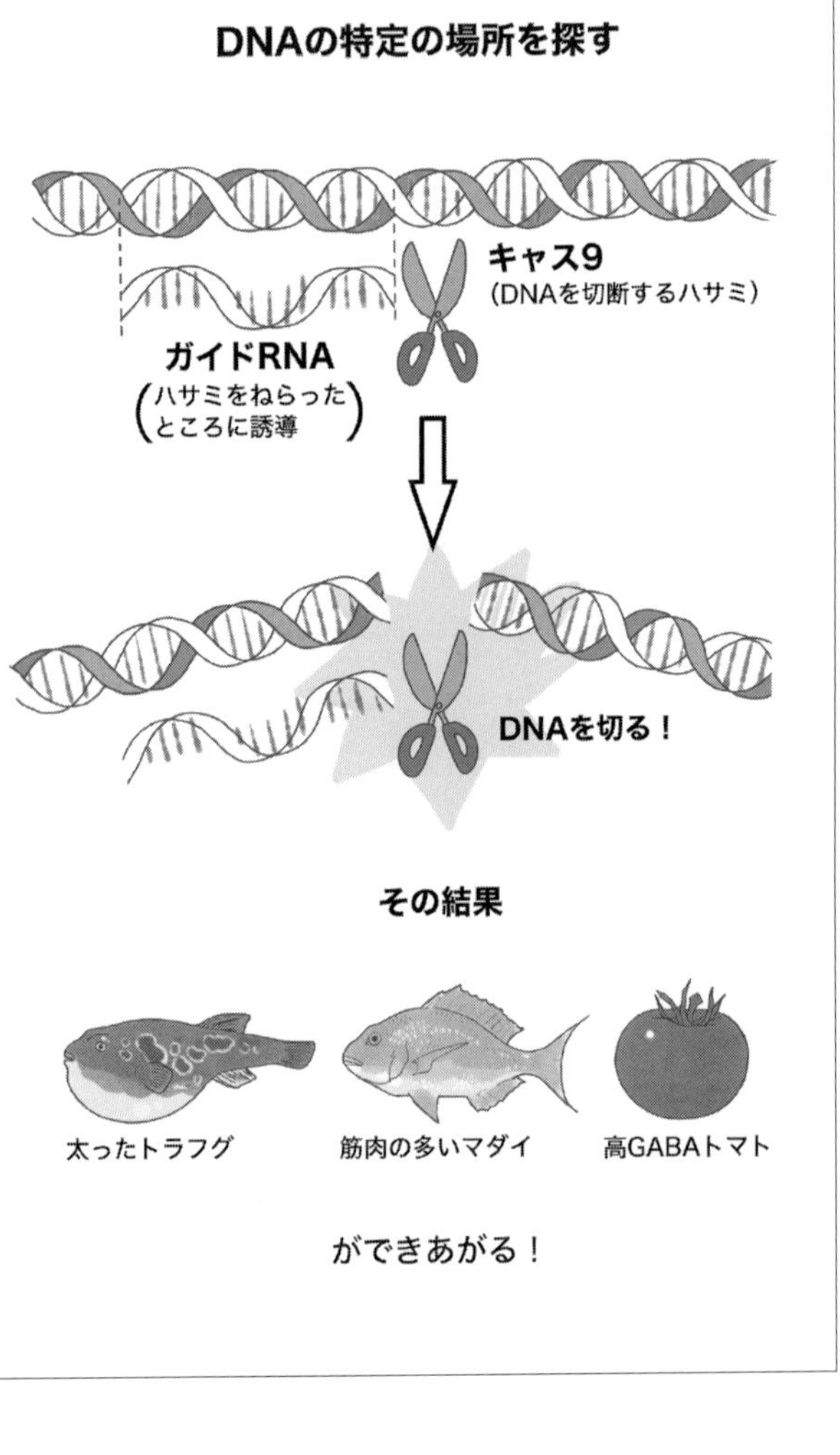
DNAの特定の場所を探す
キャス9
(DNAを切断するハサミ)
ガイドRNA
(ハサミをねらったところに誘導)
DNAを切る！
その結果
太ったトラフグ
筋肉の多いマダイ
高GABAトマト
ができあがる！

この2つを合わせたものを「クリスパー・キャス9（CRISPR-Cas9）」といいます。このクリスパー・キャス9が開発されたのが2012年です。この技術の登場で、容易に標的とする遺伝子を壊せるようになりました。

遺伝子を壊すというのは、とても怖いことです。壊された生物にとっては、障害を負い、病気になることだからです。それをあたかも画期的なようにいうこと自体、おかしなことです。

ではなぜ、このような乱暴なやり方のゲノム編集で食品の開発を進めるのでしょうか。

まず、ゲノム編集には、どのようなメリットがあるのかを考えてみましょう。もっとも大きなメリットは、従来の遺伝子組み換えに比べて、操作が容易なことです。しかもさまざまな遺伝子を壊せますので、多様な品種改良ができます。

従来のように、他の生物を導入しておこなうような品種の改良はできませんが、遺伝子を壊しておこなう品種の改良ではさまざまなことができます。しかも政府は、

「ゲノム編集は遺伝子組み換えではない」という理由で、規制をしませんでした。

そのため遺伝子組み換えを行っていた研究者が、いまや相次いでゲノム編集に取り組んでいます。

とくに多いのが大学の研究者です。その大学の研究者がベンチャー企業を立ち上げ、商品化を進めています。

企業ですので利益を優先して売り上げを増やそうとしていますし、政府も経済振興を目的に支援しています。

しかし、遺伝子組み換え食品の開発が終わったわけではありません。むしろフードテックという新たな分野が登場して、活発化しています。

第3章

ゲノム編集食品の現状

米国でのゲノム編集食品、失敗の歴史

ゲノム編集食品が最初に登場したのは米国でした。このとき、ゲノム編集作物を開発し、種子販売を開始したとされたのはサイバス社でした。

2015年、同社がゲノム編集（除草剤耐性）ナタネを開発し、その種子を用いた栽培が始まったとする報道がありました。

ゲノム編集を容易にしたCRISPR-Cas9法が登場したのが2012年ですから、わずか3年後というその早さに驚きました。

その後、このナタネについて、欧州の市民団体が中心になって資金を集め、米国の検査機関のHRIが全ゲノムを解析したところ、ゲノム編集ではないことがわかり、サイバス社もゲノム編集ではないことを認めました。

次に、米国でゲノム編集作物を開発したのはカリクスト社です。

同社は、ゲノム編集（高オレイン酸）大豆を開発、2018年から種苗や大豆油の販売を開始しました。

しかし、米国の消費者はゲノム編集食品を受け入れませんでした。

この大豆の種苗や油の販売を始めるとすぐにカリクスト社の株価は下がり始め、ついに2022年、経営が破綻しました。そのためゲノム編集作物は、いったん挫折したのです。

この話には後日談があります。経営破綻したカリクスト社が事業を継続するために見つけた合併先が、サイバス社だったのです。

イメージが悪い企業同士の合併は、さらにイメージを悪化させる可能性があります。

米国にはもう一つ、ゲノム編集で失敗談があります。ブラジルで進められていたゲノム編集牛購入計画が中止となった話です。

米国ミネソタ州のベンチャー企業、リコンビネティクス社はゲノム編集で角をなくした牛を開発しました。

ブラジルがその牛を大量に購入する計画を立てました。その購入計画は2018年10月にスタートしたのですが、挫折しました。

その理由は、牛にはたしかに角はありませんでしたが、FDA（食品医薬品局）が全ゲノムを解析したところ、複数の抗生物質耐性遺伝子（ネオマイシン、カナマイシン、アンピシリン耐性遺伝子）が含まれていたのです。

これではゲノム編集でなくなります。ゲノム編集食品として認可を受けるためには、挿入した遺伝子を除去しないといけないのです。

こうして購入計画は中止されました。

米国内ではこの牛は、ゲノム編集技術の象徴として、ポスターなどでその成果がさかんに言いはやされていました。

２０１７年から同社は、この牛を「農場革命」の主役として宣伝し、それに乗ったのがブラジルでした。

しかし、この牛は落ちた偶像になってしまったのです。

米国で新たに3種類が登場

このように米国では当初、ゲノム編集食品はうまくいきませんでした。それにもかかわらず、新たに3種類のゲノム編集食品が登場しているのです。

その一つが豚肉です。

ワシントン州立大学が開発したゲノム編集豚由来の食肉が、同国ＦＤＡによって承認され、食品として流通が可能になりました。

開発したのは、同大学獣医学部分子生物学科教授のジョン・オートリー等の研究チーム。この豚は馬でいう「代理種牡馬」という方法を用いています。

ゲノム編集により雄の豚の生殖能力に関わる遺伝子を破壊して不妊にし、その豚に別の雄の精子を作り出す幹細胞を移植して、「望ましい精子」を作り出す雄の豚を誕生させました。

その精子で子豚を誕生させ、その子豚由来の食肉が、食品として流通が認められたのです。

この精子を作る能力は、次世代へと受け継がれていくことになります。

もう一つ米国で認められたゲノム編集食品があります。ペアワイズ社が開発した、サラダ用リーフ野菜として辛味と香りを弱めたカラシナです。

レタスやキャベツに代わる新たな野菜として市場化を図ろうとしており、最初はミネソタ州やマサチューセッツ州のレストランや店舗での取り扱いを始め、さらに太平洋岸でも販売を始めたいとしています。

さらにもう一つが、日本でも届け出されたワキシーコーンです。

これは、多国籍アグリビジネスのコルテバ・アグリサイエンス社（以下、コルテバ社）が開発したゲノム編集トウモロコシです。コルテバ社は、デュポン社とダウ・ケミカル社の農薬や種子などのアグリビジネス部門が合併してできた巨大多国籍企業です。

２０２３年3月20日、同社は日本市場に売り込むため、このトウモロコシの販売の承認を厚生労働省に届け出て受け付けられ、流通が可能になりました。日本で初めて多国籍企業により開発され、外国で作付けされ輸入されるゲノム編集作物の流通手続きが完了したのです。

これまで日米で市場化されてきたゲノム編集食品は、すべてベンチャー企業が開発したものですが、初めて多国籍企業が開発した作物が登場したのです。

このゲノム編集トウモロコシは、ワキシー遺伝子を破壊したことで、粘り気を増したものです。

同社によるとこのトウモロコシは、ワキシー遺伝子の両端を切断して、そっくりそのままこの遺伝子を欠如させています。通常のゲノム編集は、1カ所の切断ですが、この場合は、2カ所で切断を行っています。

でんぷんは、アミロースとアミロペクチンから成り立っており、アミロースが多いとパサつき、少ないと粘り気が出ます。

通常のトウモロコシではアミロースが25%程度、アミロペクチンが75%程度占めています。

このゲノム編集ワキシートウモロコシは、ワキシー遺伝子を破壊することで、アミロースを0%にしたもので、お米でいうもち米にしたものです。

これまでゲノム編集食品が消費者に受け入れられるかどうか様子を見ていた多国籍企業が、いよいよゲノム編集作物の種子の販売に乗り出してきたといえます。

日本ではトマト、マダイ、トラフグが食卓に

日本で流通しているゲノム編集食品は、作物ではトマト、魚ではマダイとトラフグで、いずれも日本のベンチャー企業が開発したものです。

高GABAトマト、肉厚マダイ、成長の早いトラフグです。

日本で最初に市場化された高GABAトマトは、2021年9月からミニトマトの販売が始まり、同年10月からはその苗の販売が、2022年5月からはトマトピューレの販売がスタートしました。

開発したのは筑波大学の江面浩教授で、同教授が立ち上げたサナテックシード社との共同開発の形式をとっています。そのサナテックシード社に資金を出した実質的な

親会社がパイオニアエコサイエンス社で、同社が事実上、栽培を取り仕切り、販売しています。

熊本県の契約農家が3カ所、30アールで栽培を始めましたが、値段が高いこともあり、あまり売れていないようです。そのためサナテックシード社とパイオニアエコサイエンス社は、価格引き下げとともに、小学校やデイケア施設など福祉施設に苗を無償で配布する計画を打ち出しました。

高GABAトマトは、健康に良いといわれているアミノ酪酸のGABAの含有量を多くしたトマトです。

サナテックシード社は2022年には、このトマトを機能性表示食品として申請して認められましたが、**肝心のGABAが健康に良いということは立証されていないの**です。

また、高GABAの食品を食べ続けた時の有害な影響も考えられます。

とくに**幼い子や高齢者、障害者などが摂取した場合の健康への影響が懸念**されます。

加えて、ゲノム編集技術を用いて遺伝子を改造したことがもたらす安全性への脅威があります。

この小学校やデイケア施設などへの無償配布に対して日本各地で反対運動が起き、地域の住民が地元の自治体に対して、「この苗を受け取らないように」と要請する活動が草の根で広がりました。

サナテックシード社は２０２３年7月には高ＧＡＢＡ中玉トマトの届け出をおこない、ゲノム編集トマトは２種類になりました。

ゲノム編集された魚では、肉厚マダイと成長の早いトラフグが生産され、流通を始めています。

これらは、京都大学の木下政人准教授と近畿大学の家戸敬太郎教授が開発し、２人が共同で設立したベンチャー企業のリージョナルフィッシュ社が２０２１年12月６日に販売を開始しました。

さらに直後の12月10日には、京都府宮津市がこの中のトラフグを「ふるさと納税」の返礼品に採用。わずか４日後ですから、かなり早い時期から売り込みを図っていたことがわかります。

肉厚マダイは、筋肉の成長を抑制する遺伝子を壊し、肉厚にしたものです。トラフグは食欲を抑制する遺伝子を壊し、食べ続けるようにして成長を早めたものです。過食症を意図的に作り出したのです。

いずれも生物にとって大事な遺伝子を壊し、意図的に病気や障害を引き起こしたものです。そのため欧州では、アニマルウェルフェアに反した「拷問魚」として問題になっています。

また、食べたさいの安全性に懸念があります。

たとえばマダイでは、「発がん性がある成長ホルモンが作られ続けるため、それを食べた男性では前立腺がん、女性では乳がんを発生させる可能性がある」と分子生物学者の河田昌東さんは指摘しています。

トラフグについては、京都府宮津市がふるさと納税の返礼品に採用したことに対して、これに反対する市民が「麦のね宙《そら》ふねっとワーク」を立ち上げ、ふるさと納税の返礼品の取り下げと、新たに進めようとしている海上養殖の中止を求めて署名運動を開始し、取り組みが全国に広がりました。

リージョナルフィッシュ社は、さらに2023年10月24日には、トラフグと同じように食欲を抑制する遺伝子を壊したヒラメの届け出もおこないました。

同社はゲノム編集魚の開発とともに、陸上養殖を進めています。具体的には、巨大プラントの国内建設と、それに合わせたゲノム編集での品種の改良です。

ゲノム編集以外にも、エピゲノム編集による「高温耐性ヒラメ」など、新たな生命操作技術にも取り組んでいます。

このほか、新たな動きが見られます。

広島大学大学院統合生命科学研究科の堀内浩幸教授らの研究チームが2023年4月にキユーピーと共同で、低アレルゲン鶏卵を開発したことを発表しました。この鶏卵の実用化に向けて、相模原病院で臨床試験に入りました。

この鶏卵は、ゲノム編集技術を用いて、卵白にある主要アレルゲンのオボムコイド遺伝子を破壊したものです。

またゲノム編集で高GABAトマトを開発した筑波大学の江面浩教授は、サナテックシード社、農研機構と共同でゲノム編集の日もちメロンを開発しました。果実を熟させるエチレンの発生を収穫後に発生させず、追熟を防いだメロンです。

ゲノム編集作物や魚の問題点は、遺伝子組み換えのそれとほぼ共通です。それについては次章で詳しく述べたいと思います。

第4章

遺伝子組み換え食品を巡る新たな動き

スギ花粉米が復活

遺伝子組み換え（GM）食品では、「スギ花粉米」が復活。岸田首相が、2023年4月3日の参議院決算委員会で「花粉症対策を進めるため関係閣僚会議を設置する」と述べ、その中で開発が頓挫しているGM稲であるスギ花粉米への取り組みが復活することになったのです。

このスギ花粉米は、2000年度に開発が始まりました。

農水省の研究機関であった農業生物資源研究所（後に農研機構に統合）と全農、日本製紙の3者が中心になり開発を進め、当初は、「スギ花粉症緩和米」という名称が付けられていました。

米粒の中にGM技術を用い花粉症を引き起こすアレルゲンを作るように操作しました。毎日ご飯を食べるさいに、そのアレルゲンを摂取することで、スギの花粉に慣れていくという、減感作療法の考え方で開発されたものです。

農水省はこのイネを健康食品として開発を進めていたのですが、厚労省が2007年度に「これは食品ではなく医薬品である」と待ったをかけ、医薬品での開発となったのです。

医薬品開発の場合、製薬企業の協力が必要ですが、名乗り出る企業はなく、その結果、開発は大幅に遅れることになるとともに、名称も「スギ花粉症治療米」と変更されたのです。

それでも農研機構は諦めず、2010年度から本格的に医薬品としての実用化をめざすことになりました。

このGM稲は、ペプチド含有米と、ポリペプチド含有米の2種類が開発されましたが、先行したペプチド含有米を用いて2013年から東京慈恵会医科大学で医薬品としての効果を確認する臨床試験がおこなわれました。

しかし、結果は思わしくなく、開発は再び頓挫した形となりました。

それでも商品化が諦められたわけでなく、開発を広く進めるため２０１６年からオープンイノベーション方式をとることになりました。

名称もスギ花粉米となり、いまは製薬企業が名乗り出るのを待っている状態です。

ＧＭズッキーニが違法流通

突然、違法流通が明らかになったＧＭ作物もあります。米国で作付けされてきたズッキーニです。

これは韓国での話で、同国でじつに8年間もこの未承認ズッキーニが出回っていたのです。

このズッキーニは以前、日本では「スカッシュ」という名で扱われていた、米国で栽培がおこなわれているカボチャの仲間です。どうやら韓国にその種子が入り込み、栽培されていたようです。

このGMズッキーニは、米国で1980年代から開発が進み、1994年に栽培許可が下り、2001年には市場に登場したものです。

米国では現在も約3000ヘクタールに栽培がおこなわれていることがわかっています。

日本でも出回っている可能性があり、その場合は、韓国同様、未承認作物で違法流通ということになります。

農水省は韓国での流通を知り、あわてて調査を始め、「日本には入っていない」と述べています。

ただし今後見つかる可能性もあり、追跡は必要です。

4-1　GM作物栽培面積の推移
出典　ISAAA（国際アグリバイオ事業団）

1996年	170万ha	2008年	1億2500万ha
1997年	1100万ha	2009年	1億3400万ha
1998年	2780万ha	2010年	1億4800万ha
1999年	3900万ha	2011年	1億6000万ha
2000年	4300万ha	2012年	1億7030万ha
2001年	5260万ha	2013年	1億7520万ha
2002年	5870万ha	2014年	1億8150万ha
2003年	6770万ha	2015年	1億7970万ha
2004年	8100万ha	2016年	1億8510万ha
2005年	9000万ha	2017年	1億8980万ha
2006年	1億0200万ha	2018年	1億9170万ha
2007年	1億1430万ha	2019年	1億9040万ha

参考：日本の国土の広さは、3780万ヘクタール。世界の農地は約15－16億ヘクタール。

GM食品の現状

遺伝子組み換え食品は、行き詰まっています。

その最大の理由は、消費者が受け入れなかったため、生産者が栽培しなかったからです。作物の種類も栽培国も増えず、むしろ減少に転じています。

そのため、毎年、GM作物の栽培面積を発表して、その拡大の状況を言い立ててきたISAAA（国際アグリバイオ事業団）は、2019年以降、その数値の発

4-2 遺伝子組み換え作物の作付け割合（2019年）

	全体の作付面積	GM品種の作付面積
大豆	1億2490万ha	9190万ha（74%）
トウモロコシ	1億9340万ha	6090万ha（31%）
綿	3240万ha	2570万ha（79%）
ナタネ	3760万ha	1010万ha（27%）
計	3億8830万ha	1億9040万ha

4-3 性質別遺伝子組み換え作物（2019年）

除草剤耐性（大半がラウンドアップ耐性）	8150万ha（42.8%）
除草剤耐性＋殺虫性（スタック品種）	8510万ha（44.7%）
殺虫性（Bt作物という）	2360万ha（12.4%）
計	1億9040万ha

表を取りやめてしまいました。

それでも栽培面積はかなりの広さになりました。

最後の発表となった2019年のデータから、現状を見てみましょう（4−1〜4−3）。

それによると、世界的に栽培が進められた遺伝子組み換え作物は、大豆、トウモロコシ、綿、ナタネの4作物です。

これらは遺伝子組み換え作物の栽培が始まった当初から栽培し、拡大を続けてきた作物です。

日本で流通している作物もこの4作物

です。それらの作物が輸入され、さまざまな食品に用いられてきました。

ではどのような食品になっているのでしょうか。

これら4作物とも、輸入の形態は種子であり、その種子から主に食用油が作られてきました。そのため遺伝子組み換え食品の代表というと、食用油であり、その油を用いたマヨネーズやマーガリンといった油製品です。

大豆の場合、そのほかにもしょうゆ、たんぱく加水分解物や食品添加物の乳化剤に用いるレシチンなどが作られてきました。

トウモロコシの場合、大半が家畜の飼料として輸入されていますが、食品としては食用油や油製品以外には、コーンスターチから、さまざまな食材や食品添加物が作られています。

綿そのものは、食用というより衣服などに用いられることが多いのですが、種子である綿実から油が作られています。そうめんなどに用いる油には、この綿実油が用いられることが多いのです。

ナタネはほとんどが食用油や油製品になっています。

これらの作物では、油の搾りかすから飼料が作られています。ナタネの場合、肥料に用いられています。

トウモロコシの多くが飼料として輸入されていることを踏まえれば、もっとも多く遺伝子組み換え作物を食べているのは家畜であり、食肉や乳、チーズやバターなどの乳製品や卵などは、間接的な遺伝子組み換え食品ということになります。

4-4 GM食品をどのくらい食べているか？

	2018年の輸入の作付け割合	日本の輸入の割合（2019年）	日本の自給率（2022年）	食卓に出回る割合
トウモロコシ				
米国	92%	69%	0.1 %	90.3%
ブラジル	89%	29%		
アルゼンチン	97%	1%		
大豆				
米国	94%	73%	6.5%	85.3%
ブラジル	96%	16%		
カナダ	95%	10%		
ナタネ				
カナダ	95%	95%	0.2%	91.2%
豪州	22%	5%		
綿実				
米国	94%	61%	0.0%	75.0%
ブラジル	84%	21%		

2018 年の作付け割合は、全作付面積の中の遺伝子組み換えの割合
（出典）ISAAA、米農務省、農水省などより計算

では私たちはどのくらい遺伝子組み換え食品を食べているのでしょうか。

おそらく、作付け・輸出国の米国、カナダ、アルゼンチン、ブラジルの人たちと並んで、日本・韓国・台湾の消費者が、世界でもっとも多く食べていると思われます（4－4）。

現在、北南米大陸で栽培された作物の多くが輸出されていますが、その輸出先は中国を含めた東アジアが多いからです。

必然的に日本人がもっとも多く食べている国民の一つになっているのです。

遺伝子組み換え食品の問題は？

遺伝子組み換え作物の抱える大きな問題と、ゲノム編集作物の抱える問題は共通しています。

まず、栽培しているさいに、また種子がこぼれ落ち自生し、花粉を飛散させることで起きる**遺伝子汚染**です。

魚や家畜、昆虫などの動物の場合は、逃げ出すなどして野生化して繁殖したり、野生の種と交雑を起こしたりすることで遺伝子が拡散して、ときには特定の生物種を滅亡に追いやるなど、生態系に大きな影響をもたらすことが考えられます。

次に、これまで食経験がない食品であることです。**私たちが食べたさいに安全性において問題が生じることが懸念**されます。

また、遺伝子組み換え作物を開発してきたのが、多国籍農薬企業であり、農薬を大量に使用させるのが目的で開発された作物が中心であるため、**残留農薬が食の安全を脅かす**ことになります。

とくに除草剤グリホサートがもたらす健康被害が起き、米国では悪性リンパ腫などで健康被害を受けた人たちによって訴訟が相次ぎます。

2018年に最初の判決が出て、被害者が勝訴しますが、グリホサートの問題点については後ほど触れることにします。
ゲノム編集作物も、これから多国籍農薬企業が開発した除草剤耐性作物が広がりそうです。

さらに、種子が特許となり、その種子から得られる作物も特許となるため、開発者に排他的な権利が生じてしまいます。それが**特定の企業による種子独占や食料支配をもたらす**ことになります。

現在、遺伝子組み換えやゲノム編集など、遺伝子関連の基本特許を持っているのはバイエル社やコルテバ社などの多国籍農薬企業であり、それらの特定の巨大企業によって世界の種子や食料が支配されつつあります。

また、これらの作物の多くは、同一品種の同一作物を広大な面積で栽培する「モノカルチャー化」を前提としているため、農地の荒廃と水の大量使用をもたらしていますし、そのような作物が広がっていく可能性が大きいのです。

カナダで遺伝子組み換えサケの撤退

遺伝子組み換え食品が行き詰まり、ゲノム編集食品に移行してきていますが、その行き詰まりを象徴するのが、カナダでの遺伝子組み換えサケの養殖中止です。

2023年2月7日、遺伝子組み換えサケを開発し、養殖・販売してきたアクアバウンティ・テクノロジーズ社が、カナダでの養殖を中止すると発表しました。

同社は、カナダのプリンスエドワード島にある養殖場で遺伝子組み換えサケの養殖をおこない、カナダと米国で販売をしてきました。

しかし、販売不振で採算がとれないため打ち切ったのです。

すでに最初に養殖を行ったパナマにある養殖場は閉鎖しており、後から建設した米国の養殖場は運転を継続しているものの、生産量はわずかです。

主力を担ってきたカナダの養殖場での遺伝子組み換えサケの養殖中止は、このサケが米国やカナダの消費者から受け入れられていないことを、如実に示す結果となったのです。

同社は今後、プリンスエドワード島でサケの養殖は、遺伝子組み換えでないサケに切り替えていくと発表しています。

行き詰まっている遺伝子組み換え食品ですが、このところ、フードテックの広がりに合わせて、精密発酵などで応用が広がっています。

この点については、フードテックのところで述べます。

第5章

化学農薬から
バイオ農薬へ

農薬の歴史

戦争が戦後の農薬を生み出しました。

佐久総合病院の院長として、戦後農家の健康被害問題に取り組んでおられた若月俊一さんは、農家が農薬を被ばくして引き起こす健康被害のひどさを見て、「ナチスの亡霊がやってきた」と述べました。

有機リン系殺虫剤がかなり使われていた戦後すぐの時代、農家がひどい健康被害を受けていたのです。有機リン系農薬の原点はナチスドイツの毒ガス兵器であり、それが戦後、農薬として使用されたのです。

有機塩素系殺虫剤の原点も、戦争です。

日本では戦後、駐留軍がシラミ退治を目的に、子どもたちの頭にＤＤＴをかけましたが、このＤＤＴはジャングル戦で、米軍が日本軍と戦っているときに、戦争で亡くなる人よりもマラリアで亡くなる人が多かったことから、その対策で開発されました。戦争が農薬をもたらし、戦後、健康被害を広げたのです。

有機塩素系農薬は除草剤にも利用されていました。

その代表がＰＣＰで、殺虫剤に加えてこの農薬の登場で「沈黙の春」が訪れます。田んぼや畑から動物たちがいなくなってしまいました。

メダカがいなくなり、トンボは飛ばなくなり、チョウはいなくなり、鳥はやってこない。レイチェル・カーソンが『沈黙の春』で告発したことが、世界中で起きていたのです。

あまりにもひどい農薬は次つぎと使用が禁止されていくのですが、その後も、毒性が高い農薬が相次いで出てきては禁止されていきました。

代わりに低毒性を売り物にした農薬が登場します。

殺虫剤では、ネオニコチノイド系農薬もまた低毒性として登場してきました。除草剤のグリホサートも、非常に毒性が低いということで登場してきました。

ところが、しだいに毒性が低いどころか、とても高いことが判明していくのです。毒性が高いものに代わり、低毒性が売り物の農薬が登場し、それが実は毒性が高いことが明らかになっていく。

その繰り返しが、これまでの農薬の歴史です。

農薬は生命を殺す毒物

農薬は基本的に命を奪う毒物です。殺虫剤は虫を殺し、除草剤は草を殺し、殺菌剤は微生物を殺します。そういう意味で農薬は、命を奪う毒物です。

その農薬は、虫を殺す、草を枯らすといった主成分以外に、さまざまな補助剤が使われています。

たとえば、グリホサート。除草剤を商品として販売するときには、グリホサート以外のものが補助剤として加わって製品化され、商品名「ラウンドアップ」として販売されます。

このように主成分、補助剤があり、加えて作るさいに必ず不純物が生じます。これには主成分の不純物もあれば補助剤の不純物もあります。

毒性は主成分がたいしたことなくても、補助剤や不純物ではけっこう高いことがあります。

たとえば以前、三井東圧化学からMO粒剤のCNPという名前の除草剤が低毒性として登場しましたが、不純物にダイオキシンが含まれ、非常に毒性が高いことがわかり、使われなくなりました。新しく低毒性として出てきても、禁止されるケースが多いのです。

このように毒性には、いろいろあります。主成分の毒性が強いケースや補助剤や不純物が問題になることもあります。

その毒性で、新たな問題が明らかになりました。農薬は戦争が生み出したものですが、戦争にも利用されています。その代表が、枯葉剤です。

たとえばオレンジ剤は、除草剤の2、4-Dと2、4、5-Tを組み合わせたものです。ベトナム戦争でもっとも多く使われた除草剤ですが、これには不純物としてダイオキシンが含まれていました。

そして、ベトナムの人たちの間に死産や流産を多発させるなど、大変な悲劇をもたらしました。なかでもベトちゃんドクちゃんに代表される障害のある子どもたちが多く生まれました。

この悲劇は、ベトナム戦争に参加した米軍兵士にももたらしました。現在除草剤として多く使用されているラウンドアップもまた、中南米における戦争において対ゲリラ作戦で使われました。

第5章
化学農薬からバイオ農薬へ

最近、映画監督の坂田雅子さんが制作した『失われた時の中で』という題の映画を見ました。坂田さんがベトナムの枯葉剤のいまの状態を、ドキュメンタリー映画として発表されたものです。

その映画の中で衝撃的だったのは、以前、枯葉剤の被害を受けたお母さんから生まれた子どもたちです。

現在、周りに枯葉剤がない、汚染もされていない、だけど枯葉剤を浴びたお母さんから生まれてきた子どもたち、あるいはその子どもから生まれてきた子どもたちというように、世代を超えて、障害のある子どもたちが受け継がれていくのです。

枯葉剤も残っていない、その影響もない世代で影響が出ているのです。

化学物質には、このように世代を超えて受け継がれる被害があることが、最近明らかになってきました。

これをエピジェネティック異常といいます。遺伝子に影響が及んだわけではないが、DNAや染色体の周囲に異常が起きてしまうことです。

この異常は世代を超えて受け継がれてしまうのです。大変な問題だと思います。

これは枯葉剤だけでなく、カネミ油症でも起きています。

枯葉剤の場合はダイオキシンで、カネミ油症はダイオキシンの仲間のジベンゾフランがもたらした健康被害です。

いったん被害を受けてしまうと、世代を超えて受け継がれる被害が明らかになってきたのです。このことがグリホサートでも起きることが示されたのです。

除草剤グリホサートの毒性

グリホサートでは、ラウンドアップという商品名（写真）が一番有名です。

いまグリホサートの毒性が次つぎと明らかになっています。

発がん性、神経毒性、生殖や出産への影響、そして世代を超えて受け継がれる影響

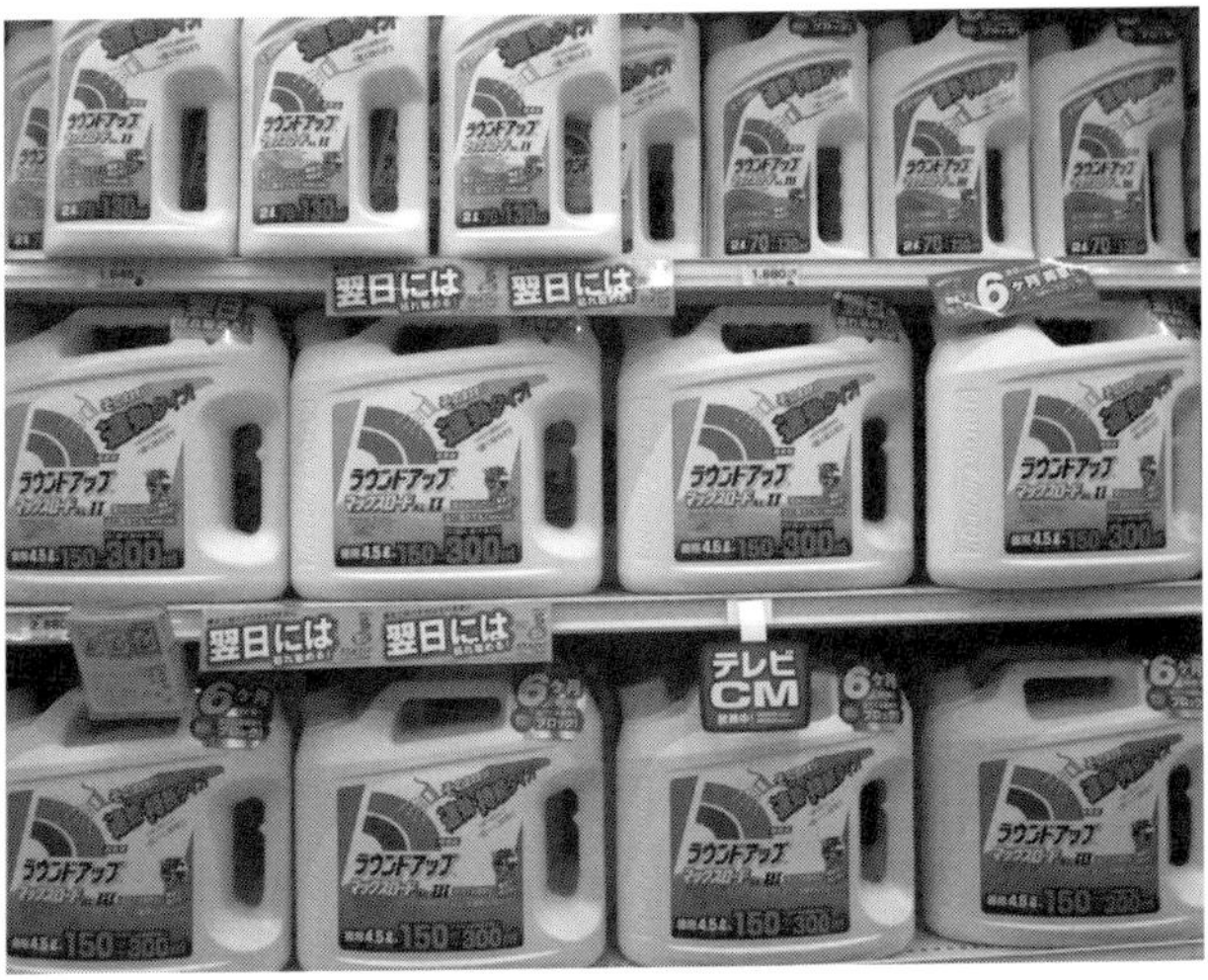

日本ではホームセンターの棚にラウンドアップが並んでいる

などです。

米国では１９９０年代から２０００年代にかけて、ラウンドアップを製造販売していた米国モンサント社を訴える動きが加速し、被害者勝訴が相次ぎました。

モンサント社は独バイエル社に買収されましたから、訴えられたのがモンサント社で、敗訴しているのはバイエル社になります。

グリホサートが引き起こすがんで、もっとも多いのは非ホジキンリンパ腫です。ＩＡＲＣ（国際がん研究機関）がグリホサートを発がん物質（2Aにランク）と認定しました。

そのIARCの研究者が、アメリカ・ヨーロッパなどで400万人近くの農家の人の調査をおこない、グリホサートによる影響を調べました。するとやはり非ホジキンリンパ腫が多かったのです。

グリホサートは遺伝子組み換えと非常に密接な関わりのある除草剤です。遺伝子組み換えの作物の登場で除草剤の使用量が急増しました。

遺伝子組み換え作物の約9割が除草剤耐性作物で、そのほとんどがラウンドアップ耐性です。そのため米国では、遺伝子組み換え作物の広がりとともに、ラウンドアップの消費量が一気に増えました。

グリホサートは世界中でもっとも多く使用されている除草剤です。

モンサント社が1970年に開発したもので、1974年からラウンドアップという商品名で販売を開始しました。グリホサートが主成分です。

それから今日まで、世界でおよそ1000万トンが散布されました。

日本ではグリホサートをほとんど農地に使っておらず、作物以外のところ（芝生、公園、ゴルフ場、河川敷、校庭など）で多く使ってきました。

グリホサートはすべての植物を枯らす除草剤です。そこに大きな特徴があります。そのため、それに耐性を持った作物は、とても重宝です。

作物がだんだん育ってきたときに雑草も一緒に育ってきます。その時にラウンドアップをまくと、植物は全部枯れます。

ただし作物は耐性を持っているので枯れません。作物以外の植物がきれいに枯れてくれますから、非常に手間暇がかからないで除草ができます。

これが遺伝子組み換えで開発された除草剤耐性作物です。それにより、栽培面積が広がっていきました。

2000年にモンサント社の特許権が期限を迎え、さまざまなグリホサート系除草剤が登場します。

ラウンドアップもまた、日本では2002年に日産化学に譲渡されました。

ラウンドアップはグリホサートと展着剤などの添加剤を加えて作られています。その展着剤として合成界面活性剤が使われています。界面活性剤を加えておくと、主成分が何処からでも浸透できるからです。

ラウンドアップでは、展着剤に用いられている合成界面活性剤POEA（ポリオキシエチレンアミン）の毒性がとても大きな問題になっていました。現在、このPOEAは使われていません。

フランスのカーン大学のセラリーニ教授も、ラウンドアップについてグリホサート以外の化学物質が、非常に問題があると指摘されています。

たとえばスリランカでは、腎臓障害が非常に多いのですが、現地の医師たちの調査で不純物にヒ素が

5-1 グリホサート検査の調査結果（米国カリフォルニア大学）

高齢者の尿の検査（グリホサートの検出率）	
1993～1996年	12%
1996年から遺伝子組み換え作物の栽培が始まる	
1999～2000年	30%
遺伝子組み換え作物の栽培が拡大する	
2014～2016年	70%
平均検出率濃度は1993～1996年に比べて 2014～2016年は約2倍に増加	

高濃度で入っていました。

米国でのグリホサートの人体汚染の調査結果（5−1）があります。高齢者の尿からどの程度、検出されるかを、カリフォルニア大学医学部が調査したものです。

1996年から遺伝子組み換え作物の栽培が始まりました。

高齢者の尿からの検出率は、この作物の栽培前（1993〜1996年）は12％、栽培が始まった直後（1999〜2000年）は30％、栽培が拡大した2014〜2016年は70％でした。

平均検出率濃度は1993〜1996年に比べて2014〜2016年では約2倍になりました。検出される人の割合も増えていますが、平均濃度も増えています。

デトックスプロジェクト米国が2015年におこなった予備調査では、ヒトの尿のサンプルの93％からグリホサートが検出されました。

多くの健康被害が報告されている国がアルゼンチンです。なぜ被害者が多いかというと、遺伝子組み換え作物の栽培の方法に問題があります。広い面積で除草剤を無差

5-2 エピジェネティック異常

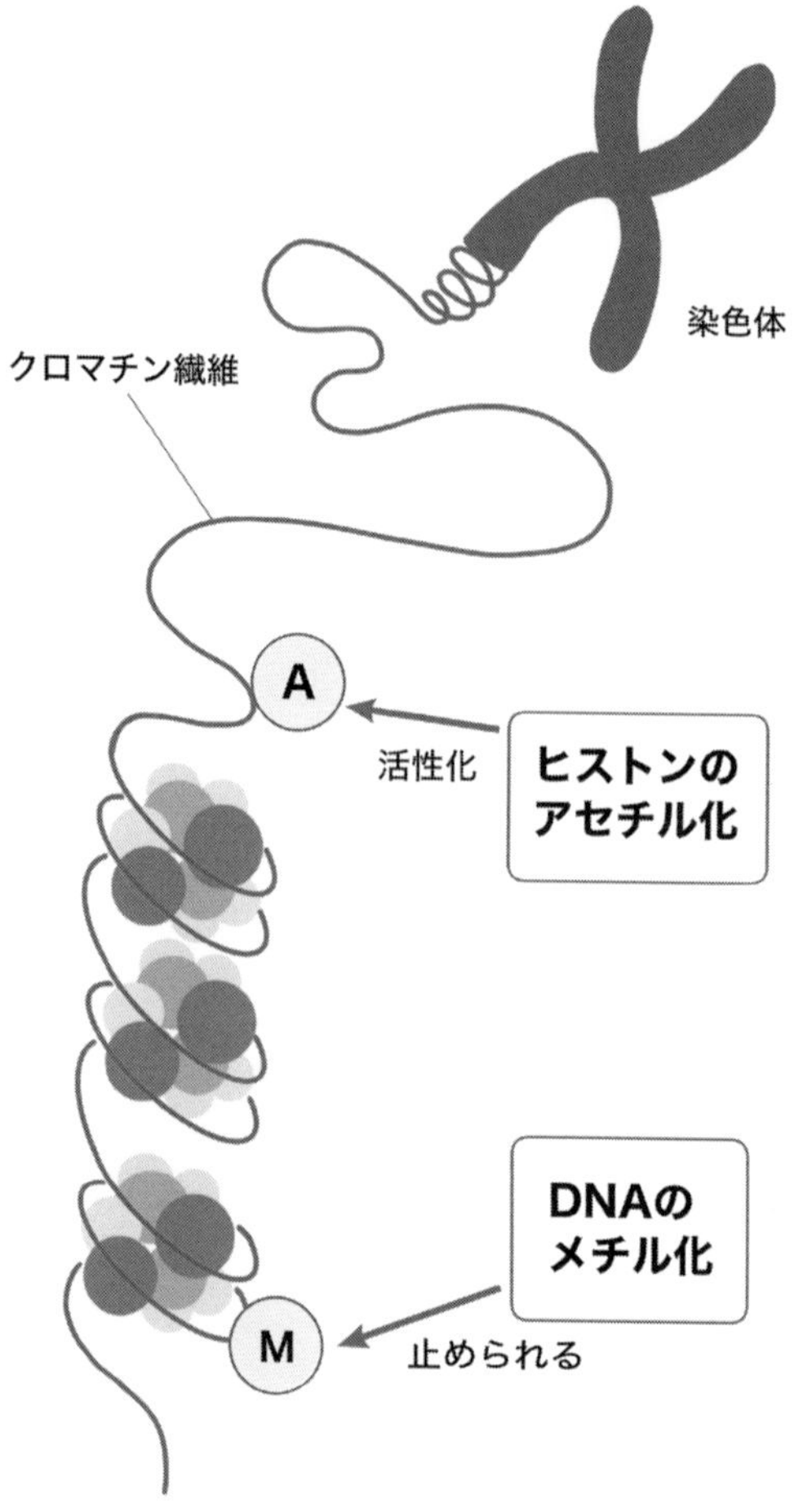

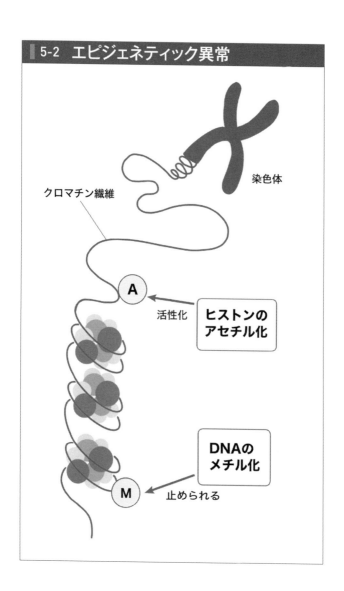

エピジェネティクスとは？

DNAの二重らせんは、ヒストンに巻き付き、
数珠つなぎになっています。
その巻き付いたものが折りたたまれ、
クロマチン繊維となります。
そのクロマチン繊維が集まったものが染色体です。

遺伝子の働きはDNAのメチル化や
ヒストンの脱アセチル化によって止められ、
DNAの脱メチル化やヒストンのアセチル化で活性化します。

このようにDNAの塩基配列の外側から働きが止められたり、
活性化します。
これに異常がおきるのが、エピジェネティック異常です。

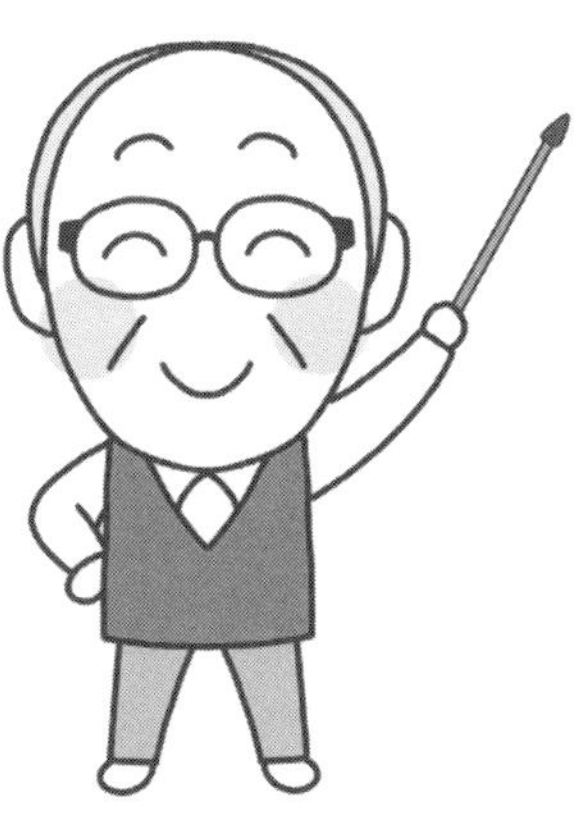

別に散布するため周囲に飛散し、そこに家があり人びとが住んでいるため、健康被害が拡大したのです。

アルゼンチンのブエノスアイレス大学が積極的にこの問題に取り組んでいますが、若年層のがん、出産時の障害、皮膚障害、腎臓障害、呼吸器系疾患、先天性異常などたくさんの健康被害が起きています。

健康被害を示す研究論文も多数発表されています。たとえば、強い神経毒性がある、アルツハイマー病をもたらす、行動異常が起きるなどです。妊娠期間短縮と低体重出産の報告、発達障害との関係を示す動物実験例などもあります。

そしてエピジェネティック異常とそれにより次世代以降への影響についても動物実験例があります。

その研究をおこなったのはワシントン州立大学のマイケル・スキナーらの研究チームです。グリホサートにばく露したラットの子孫には、前立腺、腎臓、卵巣の疾患や、出生異常が見られました。原因は、精子でのエピジェネティックな変化がもたらした遺伝子の機能の変化（5-2）と見られています。

第二世代では肥満に加えて、精巣、卵巣、乳腺の疾患が著しく増加していました。第三世代では、雄に前立腺の疾患が増え、雌に腎臓の疾患が増えていました。二代目の母親の3分の1が妊娠せず、3代目では雄雌合わせ、その5分の2が肥満でした（『Nature Scientific Reports』２０１９年4月23日）。

もっともグリホサートで汚染されている食品はパン

日本政府は、これだけ問題のあるグリホサートの残留基準を緩和しています。どのような作物で残留基準値を緩和しているかというと、まず小麦、大麦、ライ麦、ソバ、トウモロコシ、テンサイ、綿実、ナタネなどです。明らかに輸入作物に比重を置いています。

なぜ輸入作物で残留基準を緩和するかというと、残留基準が厳しいと輸入港に入ってきたときに、これ以上の残留基準で検出されると、積み戻しや廃棄処分になるからです。

残留基準を緩和すると積み戻しや廃棄処分が少なくてすみます。輸入を促進するための緩和といえます。

トウモロコシ、テンサイ、綿実、ナタネは明らかに遺伝子組み換え作物だからです。この多くがラウンドアップ耐性作物なので、残留基準が厳しいと積み戻しが増えます。そのほかにも肉や卵、魚介類も緩和されています。これらの飼料に遺伝子組み換え作物が使われているからです。

グリホサートにもっとも汚染されている食品はパンです。

なぜパンが多いのか。

グリホサートの残留値を検査すると、国産小麦を使用したパンからは検出されませんでした。

しかし輸入小麦を使用したものは必ず検出されました。なぜかというと、小麦の生産の形態にあります。

小麦は、国家が管理している穀物で、政府は輸入先を米国、カナダ、オーストラリアの3カ国に限定しています。なぜかというと、品質が安定しているからです。毎年できる小麦の品質は変わります。それでも製粉会社は、その3カ国の小麦のブレンドの比率を毎年変えて、一定の品質の製品になるようにしています。

その小麦粉の中で、パンにもっとも多く使用されるのは強力粉です。強力粉は、アメリカの北部やカナダなど寒い地域で栽培される春小麦を用いています。この春小麦は春に種子をまいて、秋に収穫します。

通常、小麦は国産も含めて、秋に種子をまいて初夏に収穫します。冬を越すので虫もほとんどいなくなり、草も生えにくい時期なので、ほとんど農薬を使いません。

ところが**春小麦は春に種子をまき、夏を越して秋に収穫するため、虫も多くいて草も茂る時期ですので、農薬をたくさん使います**。それでも太陽の強い光が注ぐためグルテンが多くなり、強力粉ができ、それがパン作りに適しているのです。

もう一つ、大きな理由があります。

アメリカやカナダは農地が大変広いので、同じ農地でも場所によって収穫に適した時期がバラバラになり、収穫に手間がかかります。そのため**いっせいに除草剤をかけて小麦を枯らし、いっせいに収穫**します。

この収穫前に使用する除草剤をプレハーベスト農薬といいます。

収穫前にグリホサートをかけるので残留度が高くなります。そのため輸入小麦を用いたパンからグリホサートが検出されるのです。

そして登場したRNA農薬

農水省が押し進めている新たな農業・食料戦略が「みどりの食料システム戦略」です。

この戦略は2021年5月に正式にまとまり、2022年4月22日には、その推進のための法律も可決成立、同年7月1日に施行されました。

さらに9月15日には国の基本方針が示され、さらに都道府県、市町村で基本計画が策定されています。

同戦略では、化学農薬の削減や、2050年までに有機農業の割合を25％にまで増やすなど、一見、農水省の姿勢が変わったのではないかと疑われるほど、意欲的な取り組みが示されました。

他方、タイトルの「食料・農林水産業の生産力向上と持続性の両立をイノベーションで実現」が示すように、イノベーションが政策の柱となっており、これが本命といえます。

イノベーションとは、よく技術革新と翻訳されますが、ここでは安倍政権以来、力を入れて進めてきた「ハイテク化戦略」といったほうが正確でしょう。

よくみると、農業の現場に植物工場やハイテクを導入するとともに、食料生産の主力を大企業に移行させ、バイオテクノロジーを用いた新品種の開発、AIを用いた生産システムの構築などの技術開発を進めるなどがその柱になっています。

その中において、化学農薬の使用低減に向けた技術開発・普及で、従来の農薬に代わるものとしてRNA農薬の開発が進められています。

RNA農薬は、遺伝物質のRNAを散布して細胞に侵入させ、突然死遺伝子を働かせて虫を殺したり、植物を枯らしたりする方法です。

ＲＮＡはＤＮＡとならぶ遺伝物質です。すでに開発は進み、実用化に向けて動き出しているところです。

日本では、さまざまなベンチャー企業が開発を進め、すでに味の素がＲＮＡ農薬の量産の仕組みを開発しています。

ＲＮＡ農薬はＲＮＡ干渉法を利用した農薬です。これは遺伝子の発現を妨げる方法です。

すでに述べたように、遺伝子はたんぱく質を作るのですが、その流れは、ＤＮＡの情報がメッセンジャーＲＮＡ（ｍＲＮＡ）に転写され、そのｍＲＮＡの情報に基づいてアミノ酸がつながり、たんぱく質が合成されます。ＤＮＡ↓ｍＲＮＡ↓アミノ酸↓たんぱく質の流れになります。

ＲＮＡ干渉とは、ＤＮＡからｍＲＮＡに伝わったさいに、ここに外から干渉してｍＲＮＡを壊し、アミノ酸をつなげることができなくさせ、たんぱく質が合成されなくすることです。

ＲＮＡ干渉はゲノム編集と同じ「ノックアウト技術」です。

遺伝子を働かなくさせることをノックアウトといいます。ＲＮＡ干渉は、ゲノム編集よりはるかに容易におこなうことができるノックアウト技術です。

具体的にはどのようなメカニズムなのでしょうか。

ＲＮＡ農薬は二本鎖のＲＮＡ農薬を外からまきます。一本鎖ではすぐに分解され役に立たなくなりますが、二本鎖にすると安定して分解されず細胞の中に入っていきます。

細胞の中に入った二本鎖のＲＮＡは、細胞内の酵素の働きでバラバラになり一本鎖（ｓｉＲＮＡ）になります。

一方、細胞の核の中では、ＤＮＡの情報がｍＲＮＡに伝えられます。本来ならば、その情報に基づいてアミノ酸がつながりたんぱく質ができますが、そのｍＲＮＡにぴったりと合わさるように設計したｄｓＲＮＡ農薬を投与すると、この一本鎖ＲＮＡ（ｓｉＲＮＡ）がｍＲＮＡに合わさり二本鎖のＲＮＡになり、動きが取れなくなります。

するとｍＲＮＡが分解して働かなくなります。これがＲＮＡ干渉法です（5−3）。

問題はどの遺伝子を壊すかです。実は殺虫剤に用いようとしているものにアポトーシス遺伝子があります。

アポトーシス遺伝子は突然死遺伝子で、すべての生物が持っている遺伝子です。共通のもので人間も持っています。

ただし、この突然死遺伝子が働いたら大変です。ですからこの遺伝子の働きを阻害する遺伝子があり生命

5-3 RNA干渉法とは

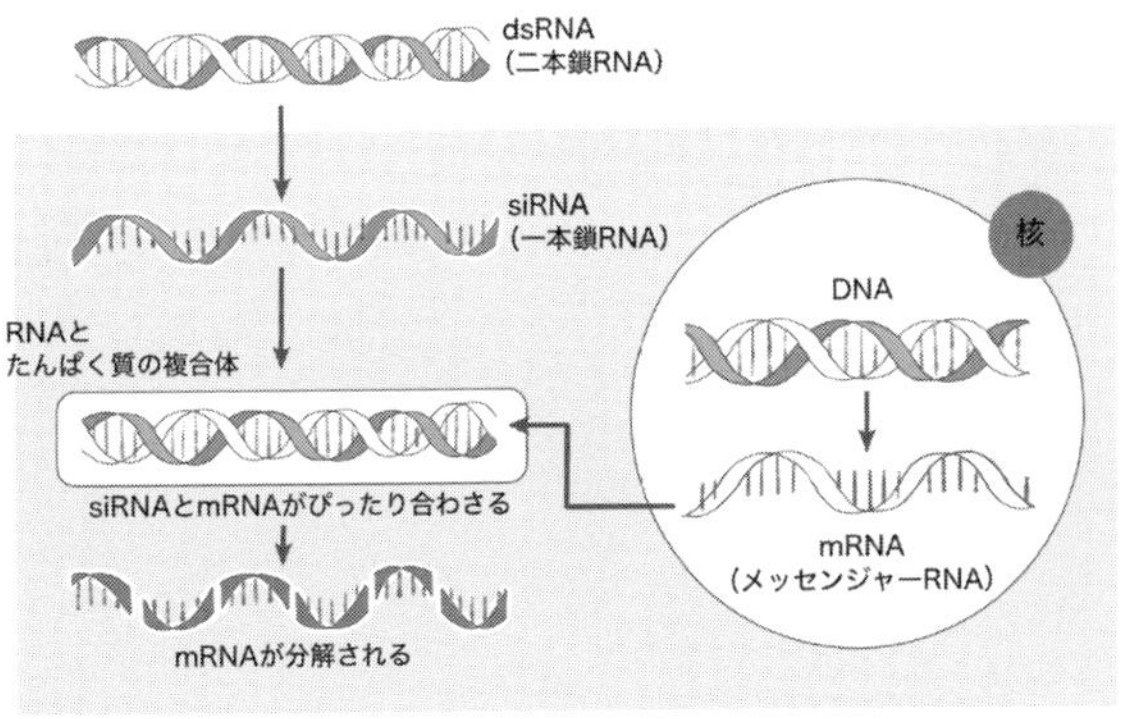

を守っています。

その抑えている遺伝子の働きを壊してしまうと突然死遺伝子が働き始め、そうすると虫が死んでしまいます。これがＲＮＡ農薬です。

この農薬にはとても大きな問題があります。

突然死遺伝子は人間を含めて多くの生物が持っており、その構造はわずかに違うにしても、共通性が高いのです。

そのため何が起きるかわからないのです。

いまＲＮＡ農薬は化学農薬の代わりに使うものとして急浮上してきています。

ＯＥＣＤ（経済協力開発機構）がＲＮＡ農薬実用化ガイドラインを策定中です。策定会議が検討していて、２０３０年ころの実用化を目標に進めています。

第6章

フードテックとは何か？何が問題か？

新たな食べものが投資の対象に

新しい食の在り方で、フードテックが拡大し始め、この間、急速に身近に迫ってきました。

フードテックとは、直訳すると「食の技術」です。

これに対応することばにアグテックがあります。こちらは「農の技術」です。

技術といってもこれらはいずれもＡＩやバイオテクノロジーといったハイテクを用いた食べものや農業の研究・開発や応用です。

フードテックはいま、代替肉、昆虫食、培養肉の３種類の開発が進められています。

この分野は、代替たんぱく質ともいいます。

政府は「脱炭素化」の切り札として、また「食料安全保障」の中心にこのフードテックを位置づけ、農水省は「みどりの食料システム戦略」の中でフードテック推進を掲げており、積極的に取り組む企業を支援しています。

その成果の食品が登場し始めたのです。

いまこの分野には資金が潤沢に集まっています。ＥＳＧ投資の対象として、この代替たんぱく質市場が注目されているからです。

ＥＳＧとは、Environment（環境）、Social（社会）、Governance（ガバナンス）の３つの観点から企業の将来性や持続性などを分析・評価したうえで、投資先を探していく方法のことです。

でも本当に、将来性があるのでしょうか。

フードテックが注目された直接のきっかけは、国連食糧農業機関（ＦＡＯ）が２０１３年に発表した報告書「食用昆虫類：未来の食料と飼料への展望」です。

この報告書はオランダのワーゲニンゲン大学が中心になってまとめたもので、昆虫食が環境問題と食料問題の両方を解決するという内容です。

この報告書自体は昆虫食の推進を提言したものですが、これがきっかけになり、昆虫食だけでなく代替肉や培養肉もまた開発に弾みがついたのです。

日本でもフードテック官民協議会が、「フードテック推進ビジョン」と「ロードマップ」をまとめ、２０２３年2月21日に正式な計画となりました。

本格的にフードテック推進に向けて、官民が共同で動き出したのです。この協議会は、農水省がフードテックを推進する企業を集め、そこが中心になって作成したものです。

この計画では、民間企業が中心になって研究や開発を進め、これに業界団体や研究機関が支援する形となっています。

政府では農水省が軸になり、経済産業省（経産省）、厚労省、消費者庁が絡んで推進の支援、表示や規制をどうするかを決めていく計画です。

フードテックの３種類

フードテックには
・代替肉
・昆虫食
・培養肉
の３種類あります。

１つ目の代替肉とは、牛や豚、鶏などの動物の肉の代わりに、植物や微生物を用いるものです。代替たんぱく質という言い方をする場合もあります。

たとえばドクターフーズ社は植物由来のフォアグラを開発しました。カシューナッツを麹で発酵して作っています。

またネスレは、アーモンドやオーツを用いた、アーモンドラテやオーツラテを製造・販売。植物を用いた代替食品が広がっています。

しかし、開発の中心はいま、微生物に移ってきました。代替たんぱく質の中心が、微生物たんぱく質になってきたのです。


2つ目の昆虫食は、文字どおり昆虫を食品にしたものです。

現在は主にコオロギを乾燥させ粉末状にして、クッキーやパン、麺などに練り込んで食品化しています。

取り組んでいる企業も増え、昆虫の種類、用いられる食品の種類も増えています。

この分野ではまた、ゲノム編集による昆虫の改良が活発です。


3つ目が培養肉です。これがフードテックの中心に位置しています。

培養肉とは工場で家畜や魚の細胞を培養して作り出す、ステーキや寿司のネタなどのことです。

動物や魚などの細胞を培養して生産する「人工肉」と言い換えることができ、別名「細胞農業」という名前が付けられています。

将来は食肉だけでなく、加工食品、皮革など工業製品にまで範囲を拡大し、その開発や生産の主力になるように意図しているからです。

この培養肉がいよいよ動き始めました。

これまで販売が認められていた国はシンガポールだけでしたが、２０２３年６月に米国で販売が認められ、細胞培養鶏肉が７月１日からレストランで提供されるようになりました。

日本でも、厚労省が８月４日に培養肉の扱いを決定する審議会を初めて開催し、市場化にゴーサインを出そうとしています。

この３つのフードテックについて、それぞれ詳しく見ていきましょう。

増え続ける植物由来の代替肉

最初に代替肉から説明します。

代替肉の開発ではこれまでは、植物を用いて動物の肉に近いものを開発することが競争になってきました。

日本では肉食が禁じられている禅寺などの精進料理で、大豆から食肉に近い食品を作る技術があり、長い歴史がありますが、肉食を基本にする欧米ではほとんど取り組まれてこなかった分野の食品です。

では、従来取り組まれてきた精進料理などとはどのような違いがあるのでしょうか。

すでに多く製造・販売されている食品は大豆ミート食品で、これは肉に似せた工業製品です。

日本の場合、大豆ミートは、大豆をベースにした食肉もどきで、通常の加工食品と大差がありません。

海外に目を向けてみましょう。

ＥＵ（欧州連合）は２０２０年5月に「Farm to Fork（農場から食卓まで）」を打ち出し、代替肉などの代替たんぱく質推進を、中国政府も植物性肉への投資奨励を掲げています。

ＷＨＯ（世界保健機関）もまた、２０２１年5月に代替たんぱく質推進に向けてワークショップを開催しています。

食肉では家畜の代替肉だけでなく、魚の代替肉も登場する可能性があり、食品の分野も拡大していくことになります。

米国では民間企業が先行して、すでに大規模に動き始めています。

なかでも米国のビヨンドミート社とインポッシブル・フーズ社が先導しています。

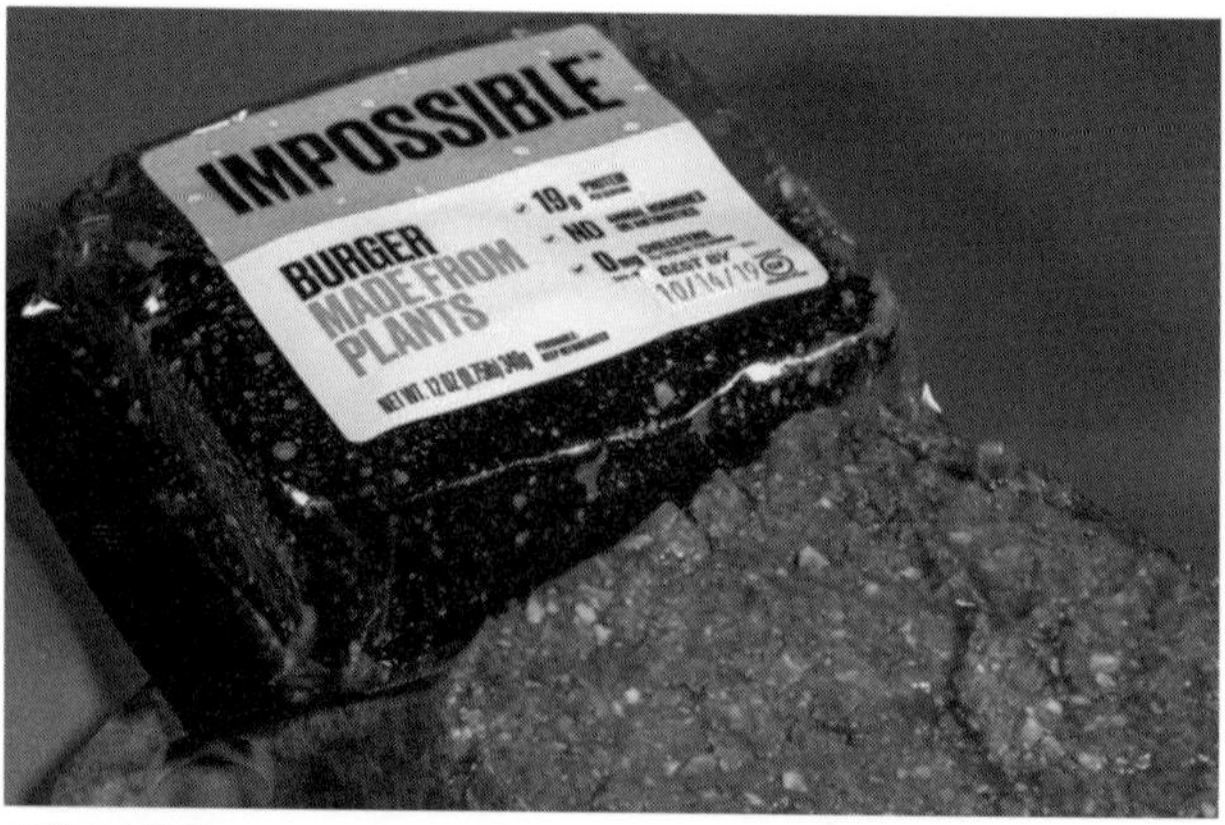

代替肉を先導しているインポッシブル・バーガー（GMWatchより）

ビヨンドミート社が製造・販売している製品が「ビヨンドミート」で、牛肉などの肉の成分について分子レベルで構成要素を解析し、その構成要素ごとに植物由来の素材に置き換えて開発したものです。

インポッシブル・フーズ社の「インポッシブル・バーガー」（写真）はすでに、米国・香港の多くのレストランで提供されています。同社は2011年に米国スタンフォード大学の研究者によって設立された会社で、ビル＆メリンダ・ゲイツ財団が助成してきました。

その特徴は、意図的に遺伝子組み換え大豆を用い、肉らしさを加えるために大豆が作り出す血液に似た成分であるレグヘモグロビンを注入している点です。

これが同社のバーガーの特徴であり、有力な特許になっていますが、同時に安全性で問題になっているところでもあります。

この代替たんぱく質の分野は将来性がある、と多くの企業がみているようです。大企業による市場参入が相次いでいます。

とくに多いのが、食肉産業とファストフード店です。

大手食肉企業のタイソン・フーズ社は、２０１９年６月に植物由来のブランド「Rai-sed & Rooted」という代替肉を立ち上げています。

同じく大手食肉企業のスミスフィールド・フーズ社も、２０１９年８月に乳ゼロのチーズ、植物性のバーガーパテなどの販売を開始しました。

ファストフード店は、軒並み植物由来のハンバーガーなどの販売を始めています。

代替肉の本命・微生物たんぱく質が登場

しかし、この代替肉の本命は、植物由来の食肉ではなく、微生物たんぱく質（SCP）です。これは微生物を培養して、その微生物が作り出すたんぱく質を食品に利用するものです。

すでに開発されているSCPに、空気たんぱく質（エア・プロテイン）があります。

どのように作るかというと、まず空気を構成する二酸化炭素、酸素、水素からギ酸塩を作ります。これが微生物の栄養となり、発酵技術などを用いて微生物を増殖させます。その増殖した微生物からたんぱく質を取り出し、食品にするのです。

二酸化炭素を用いるため、脱炭素化に役立つということで、資金が集まり、開発に弾みがついています。

この空気たんぱく質の登場は、1960年代に提案され、1972年12月に食品衛生調査会が、動物用飼料として認めた「石油たんぱく」を思い出させます。消費者が強く反発して、大きな反対運動が巻き起こり、中止に追い込んだものです。

それがいま、食料問題および脱炭素化の解決策として、新たな形で復活したといってもいいでしょう。

石油たんぱくはもともと、1950年代にメジャーと呼ばれた巨大石油資本の一つである英国のBP（ブリティシュ・ペトロリアム）社が開発を始めたものです。石油の残りかすのノルマルパラフィンをエサに用い、発酵技術で微生物を増殖させ、その微生物からたんぱく質を取り出すというものです。

今回は、それが形を変えて復活し、空気たんぱく質という名前が付けられました。しかも、今回は家畜の飼料ではなく、食品として用いるというのです。時代は繰り返されるといいますが、このようなものは繰り返されてほしくありません。

フィンランドのソーラーフーズ社は、その微生物たんぱく質「ソレイン」を用いたアイスクリームを開発し、シンガポールで2023年6月15日から販売を開始しました。同社は、味の素との提携も発表しています。

米国のADM社は、空気たんぱく質を開発しているエア・プロテイン社と組んで開発を進めています。

この微生物たんぱく質に用いる細菌を、遺伝子組み換え技術で改造する動きも強まっています。

フードテックは、従来の農業や漁業などを不要とする考え方のうえに成り立っています。先端技術を用いて開発し、工場で生産する食べものです。

食べものとは、本来、人間と自然との関係が詰め込まれたもののはずです。土と太陽、そして水が生物を育み、それを人間がいただくという人間と自然との有機的連関の中にあります。人間自体、自然の循環の一員です。

フードテックとは、それとは無関係というか、それを断ち切った形で作られるものです。

安全性が確認されていない昆虫食

二つ目が昆虫食です。

昆虫は、地球上に生息する生物の中でもっとも多様性に富んだ生物で、約１００万種が確認されており、実際には３０００万から５０００万種ほど存在していると見られています。私たちが知らないうちに滅びてしまう種も多いと思います。

昆虫は生態系で重要な働きをしており、古くから人間の食事に登場してきた種もけっこう多く、２１１１種類の食べられる種があると、オランダ・ワーゲニンゲン大学イデ・ヨンゲマ教授は指摘しています（ジーナ・ルイーズ・ハンター著『昆虫食の歴史』原書房）。

古代エジプトなどで、昆虫は一般的に食べられており、よく食べられてきた昆虫に、バッタやイナゴがあります。

しかし中世以降、ヨーロッパなど多くの地域で昆虫は「劣った食品」というイメージが作られ食べられなくなっていくのです。それでも一部の地域では、伝統的な食文化として生き残ってきました。

現在、世界でもっとも食されている代表的な昆虫に、コオロギ（成虫）、ミツバチ（幼虫とさなぎ）、カイコ（さなぎ）、モパネワーム（ヤママユガの幼虫）、サゴワーム（ヤシオオオサゾウムシの幼虫）、ミールワーム（チャイロコメノゴミムシダマシの幼虫）、シロアリがあります。

昆虫食は、文字どおり昆虫を食品にしたものです。

現在、日本ではコオロギなどの昆虫を乾燥させ粉末状にして、クッキーやパン、麺などに練り込んで食品化しています。

いまレストランが誕生し（写真）、自動販売機が増えています。そこでは昆虫の姿を

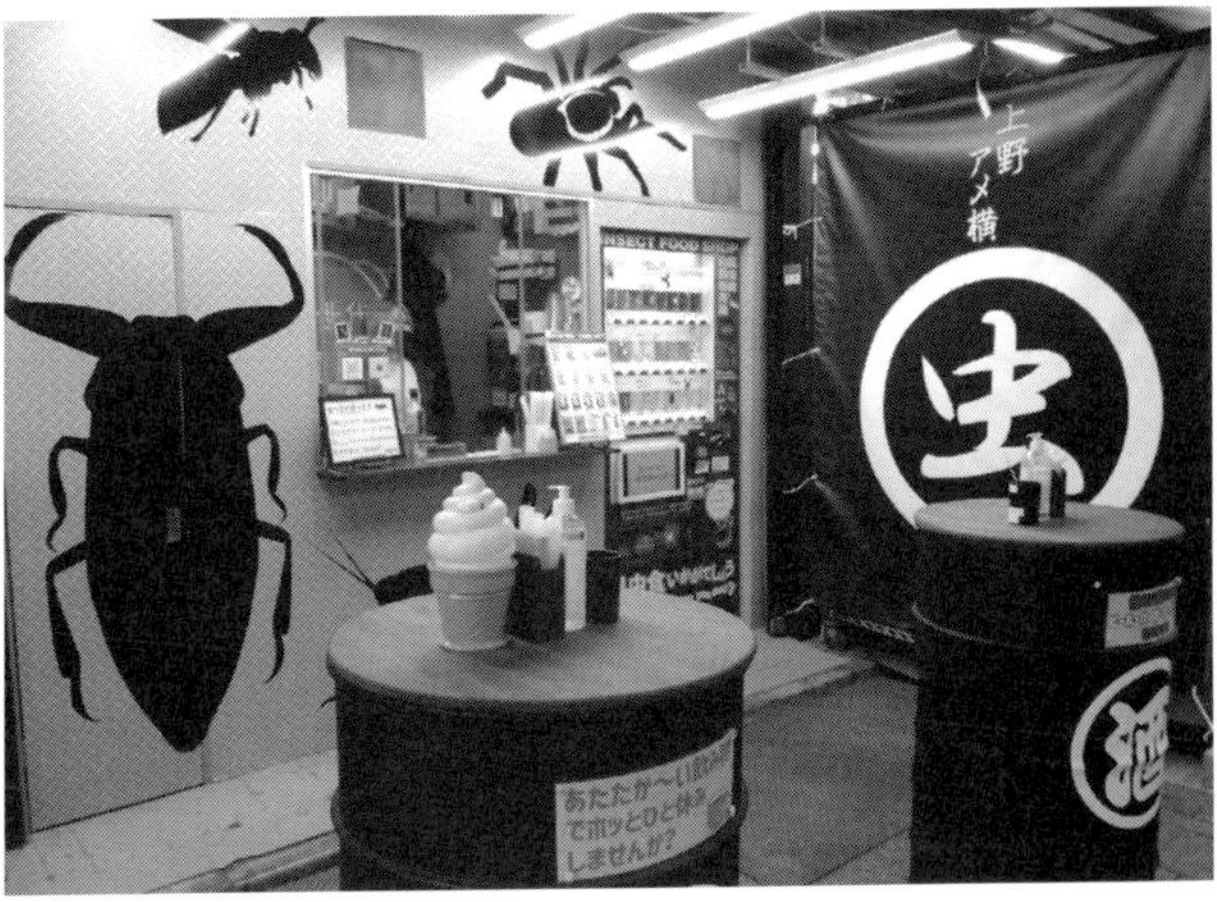

東京・御徒町に登場した昆虫食レストラン

そのままとどめたものも販売されています。

日本では、昆虫食は昔から地域の食文化として根付いてきました。

その代表がイナゴのつくだ煮やハチノコの甘露煮です。たんぱく源が乏しい地域で、その補給の意味を込めて、受け継がれてきたものです。

このように昆虫食はけっして新しいものではないし、特定の地域にはとても重要なものでした。

世界的には、タイや中国のようにいまも多くの昆虫が食材として用いられている国があり、多くの場合、日本同様、地域の食文化として生き残っているケースが多いのです。

しかし今回、政府が推進している昆虫食は、地域の食文化として取り組まれてきた従来の昆虫食とは異質なものです。**脱炭素化をにらみ牛や豚などの食肉の代替として、また将来の食料不足に対応するために、開発や量産体制の確立が進められているの**です。

日本企業は、やはり昆虫としてはコオロギが中心で、すでに生産をおこなっている企業としては、グリラス社（徳島）、エコロギー社（東京）、オッドフューチャー社（東京）、TAKEO社（東京）、エリー社（東京）、バグモ社（京都）、フューチャーノート社（群馬）などがあり、続々とベンチャー企業が参入してきています。

いまのところ日本では、ベンチャー企業が開発し、大手食品メーカーと提携して販売していくという方法がとられていきそうです。

この昆虫食のトッププランナーが、徳島大学発のベンチャー企業グリラス社です。良品計画などにコオロギせんべいの原料を提供してきました。同社がめざしているのが、ゲノム編集を用いたコオロギの改造です。

現在、3種類のゲノム編集コオロギが開発されています。

①脱皮を早め成長を早めたコオロギ
②昆虫は高たんぱくであり、アレルギーやアナフィラキシーの可能性が大きいため、それを回避するための低アレルゲン・コオロギ
③コオロギの皮を脱色し、パンやクッキー、麺などに用いたさいに粉状の汚れのような色が付かないようにするコオロギ

昆虫食は、経験が浅い食品です。

食の安全はもともと、人間が食べることで確認されてきました。そのため**食べたことがなかったり、経験が浅かったりする食品に関しては、安全性を十分に評価する必要があります**。

しかし、日本では安全性評価が不要になっています。また昆虫は高たんぱくだとい

うことが、昆虫食を推進する大義になっています。

確かに高たんぱくですが、ではなぜ、これまで食文化として定着してこなかったのか、その点を再点検する必要があります。

とくに高たんぱくな食品は、アレルギーやアナフィラキシーの問題にもつながっていきます。アナフィラキシーでは、死亡する危険性もあり、本来は慎重な評価が必要なはずです。

EUやカナダ、オーストラリア、ニュージーランドは、新規食品の事前評価制度があり、安全性の確認を求めています。

しかし、日本や米国はその制度がないため、安全性評価をおこなうことなく市場化を認めています。

このように食の安全を軽視する考え方は、ゲノム編集食品などでも見られ、日本政府の市民軽視、企業優先の考え方を反映したものといえます。

フードテックの本命・培養肉

フードテックの本命と見られるのが、細胞を培養して作る培養肉です。

培養肉の販売が認められている国は、これまではシンガポールだけでした。米国のイート・ジャスト社が２０２０年12月に、シンガポールでチキンナゲットの販売を開始したのが最初です。

当初の価格は、チキンナゲット一つが２０００円近くもしていました。２０２３年6月に米国でも販売が認められ、世界中で培養肉企業の動きが活発化し、低価格化競争も激化しています。

培養肉は、動物や魚などの細胞を培養して生産する「人工肉」で、ごく小さな細胞

6-1 細胞培養によるステーキ肉作り（一例）

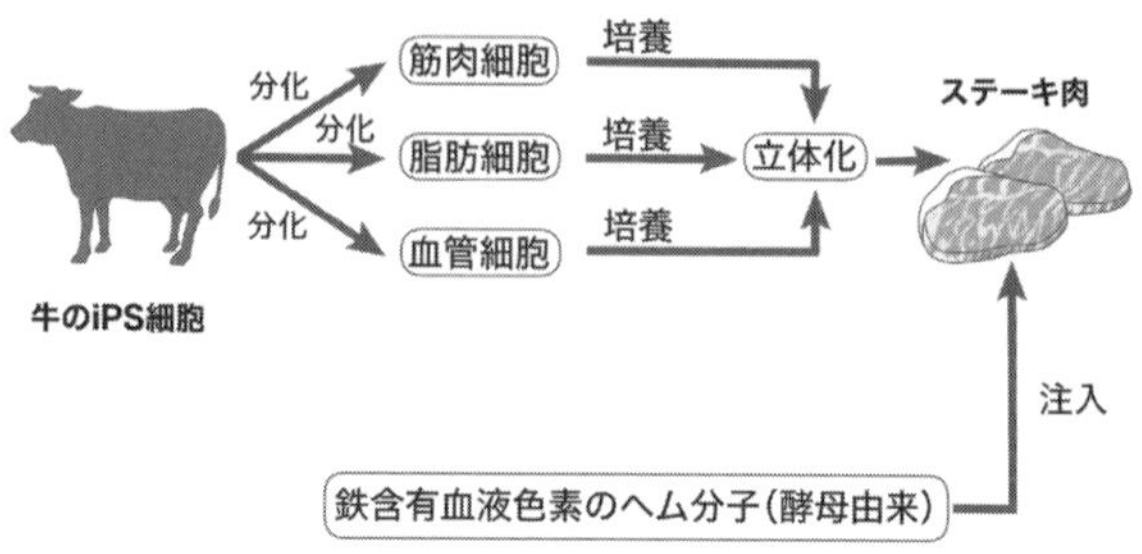

を食品となる大きさまで増やします。

しかし、たんに細胞を増やすだけでは食肉になりません。

たとえば牛肉を用いたステーキ肉の代替品を作ろうとすると、筋肉の細胞だけでは食肉になりません（6－1）。

血管や血液、脂肪などの細胞を培養して組み合わせます。

また、細胞は培養していくと平面には広がっていきますが、立体構造をとることはできません。

そのためミンチはできてもステーキはできないため、どうやってステーキのような立体構造を作るかが取り組まれています。加えて、食品としての見栄えも必要です。

このようにさまざまな壁があります。


はたして、このようなものを「食肉」と呼べるのでしょうか。

安全性はどうなのでしょうか。

表示はどうなるのでしょうか。

この分野の業界では、代替肉は「フェイクミート」、培養肉は「クリーンミート」と呼んでいますが、はたしてクリーンなのでしょうか。


最初に培養肉の市場化を認めた国は、シンガポールです。この培養肉を最初に開発・製造したのはオランダの研究者です。先行して開発・製造している企業は、イスラエルと米国の企業です。

米国を除き、オランダ、イスラエル、シンガポールはいずれも、農地が狭く、食料安全保障を進めるうえで重要なものとして、この培養肉の開発に政府を挙げて取り組んでいます。

現在先行している企業はいずれも、当面はシンガポールでの販売をめざして動いてきました。

今後、米国という巨大な市場をめざす動きが活発化することは必至です。

低価格化が競争に

現状では、培養液が高価格であるため、いかに低価格化を実現するかが競争になっています。

高価格化の最大の原因は、培養液にあります。

2013年8月、オランダのマーストリヒト大学のマルク・ポスト教授らの研究チームによって培養肉製のビーフバーガーが、初めてロンドンに登場しました。その肉は140gのパテを作るのに33万ドル（約4000万円）もかかったそうです。

そこで開発が進められているのが、安価で細胞分裂を活発化させることができる培養液です。

これまで培養に使用してきた動物の血清は、牛の胎児から採取されるため、安全性やアニマルウェルフェアで大変問題になってきました。

もし食品に残留していると、細胞分裂を促進しがん化などのリスクが出てきます。そこで植物性などリスクのない培養液を開発する必要があります。

東京大学大学院の竹内昌治教授は、2022年3月31日に開催された、日清食品と共同でおこなった試食会で、食用血清と食用血漿《けっしょう》ゲルを独自に開発し、食用の素材のみで培養肉を作成したことを報告していますが、このような培養液の開発が競争になっています。

いかに培養液の価格を低下させるか、加えていかに立体構造にするかが課題になっています。

そこで登場してきたのが、その分野で取り組んできたベンチャー企業や研究者です。とくに多いのが、再生医療に取り組んでいるベンチャー企業や研究者です。再生医療とは、やけどを負うなど傷ついた皮膚に用いるために、皮膚の細胞を培養して移植するような医療のことです。

現在はまだ皮膚移植が主ですが、将来的には臓器、組織の代替物を作り、移植することをめざしています。細胞培養や立体構造づくりをお手のものとすることが、この分野への進出をもたらしたといえます。

日本の企業の動き

培養肉は世界的に取り組む企業が多く、開発が活発になっていますが、日本でも活発です。最近でも、２０２５年に大阪で開催される大阪・関西万博に向けて培養肉でコンソーシアムが設立されました。

中心になって動いているのは大阪大学大学院です。

万博に向けて培養肉の開発を進めてきたのですが、その開発を加速させるため、島津製作所、伊藤ハム米久、凸版印刷、シグマクシスと、2023年3月29日、培養肉の事業化に向けたコンソーシアムを設立しました。

その他にも、JAXA（宇宙航空研究開発機構）が、培養肉を中心にした新たな「宇宙食」を宇宙で生産し消費する計画を立て、企業、大学、研究機関がそこに参加して開発に取り組んでいます。

大手食品企業では日清食品が「培養ステーキ肉」の開発に取り組んでいます。

同社は東京大学大学院と共同で、科学技術振興機構（JST）による「未来社会創造事業」の本格研究として開発を進め、2022年3月31日には、すでに述べた、立体構造を持つステーキの試食会をおこなっています。

ほかには、丸大食品、日本ハム、伊藤ハムなど大手食品メーカーが、相次いで参入することを発表しており、取り組みが活発化。細胞農業研究機構、日本細胞農業協会、培養食料研究会など、さまざまな団体も設立され、実用化を後押ししています。

培養肉は牛肉が中心ですが、寿司ネタ開発に向けて動き始めた企業もあります。寿司のチェーン店のスシローや京樽、回転寿司みさきなどを傘下に持つフード&ライフカンパニーズです。同社はリージョナルフィッシュ社などとゲノム編集魚での共同開発に乗り出すと発表していますが、さらに細胞培養技術に取り組む米国のベンチャー企業のブルーナル社と提携し、本格的な細胞培養でのマグロなどの寿司ネタ開発に乗り出すことを発表しました。

ブルーナル社は2018年から細胞培養の分野に参入し、住友商事、三菱商事などとも提携しているベンチャー企業です。

変わったところでは、細胞培養フォアグラの試食会が2023年2月21日に行われました。開発したのはインテグリカルチャー社で、食味を評価する官能評価会を開催したものです。

海外の企業の動き

すでに述べたとおり、世界で最初に培養肉を製造し販売を開始した企業は、米国のイート・ジャスト社です。同社は2020年12月に、シンガポールでチキンナゲットの販売を開始しました。

米国では、イート・ジャスト社以外で、目立った動きを見せているのがアップサイド・フーズ社（以前のメンフィス・ミーツ社）で、多額の資金調達をおこない、事業展開を進めています。

同国では8社で構成するAMPSイノベーションという業界団体も作られており、2023年6月に米国内で市場化が可能になりましたので、それらの企業がいっせいに動き始め、早速7月1日にはアップサイド・フーズ社がサンフランシスコのレストランで細胞培養鶏肉の販売を開始しました。

さらにグッド・ミート社（イート・ジャスト社の培養肉部門）がこれに続いています。米国での開始は、国際市場に大きく影響する可能性が高く、世界的に一気に解禁が進みそうです。

米国と並んで企業の活動が活発なのがイスラエルです。

レホヴォトに本拠を置くフューチャー・ミート・テクノロジーズ社は2021年6月に、世界で初めてとなる1日に500kgの培養肉を生産する能力を持つ工場を完成させました。

同国ではそのほかに、アレフ・ファームズ社が大規模な工場を建設中です。

しかし、イスラエルの企業は、同国内での販売よりも、米国市場を狙った動きを見せています。

そのようななか、イタリア政府は培養肉などの細胞培養食品の製造と販売を禁止することを決めました。違反した場合は罰金などが科せられます。

これに対して農業者の団体は支持を表明しており、世界的に反対運動も広がる可能性があります。

食べものといえるものなのか？

培養肉の最大の問題は、これまで食経験がないまったく新しい「食肉もどき」であり、このようなものをはたして食べものと呼べるのか、ということです。

世界的に食品として認められ始めており、日本政府も承認に向けて動いていますが、安全性が問題になってきます。

食の安全は、長い食経験が基本です。

人びとがずっと食べ続けて安全なものが安全なのです。その経験がない食品ですから、十分な安全性の確認が必要です。

培養肉ではとくに、その製造のさいの培養に用いる培養液に問題があります。また培養する細胞には、体性幹細胞（体の細胞の基となる細胞）、iPS細胞（人工多能性幹細胞）やES細胞（胚性幹細胞）などを用いますが、このような細胞を用いたさいの問題点も考えていかなければいけないと思います。

食品として販売できるようにするため、さまざまな食材や食品添加物を用いなければ、とても食品として耐えるものにはなりません。

さらに食品表示はどうするのか、ということも大きな課題です。

いずれにしろ、このようなものを食べものといえるのか、という根本的な問いかけに対する回答が必要です。

すでに微生物たんぱく質で述べたように、フードテックは、従来の農業や漁業など自然を相手にしたものではなく、先端技術を用いて開発し、工場で生産する食べものです。

同じことを繰り返しますが、**食べものというのは、本来、人間と自然との関係が詰め込まれたもの**のはずです。土とそこにいる微生物、太陽、そして水が生物を育み、それを人間がいただくという人間と自然との有機的なつながりの中にあります。

それを断ち切った形で作られるこのようなものを食べものといえるのでしょうか。

おわりに

私たちが「こんなもの食べたくない」と思う食べものが増えています。ただ、実際に食品としてお店で並んださいに、それを知らなければ避けることはできません。

いまそれを知ることが難しい状況が広がっています。そのもっとも大きな問題が、食品表示です。ただでさえ消費者にはわかりづらい食品表示制度ですが、さらにわかりづらく、選びにくくなるようにこの間、変更されたのです。

政府は、大企業が開発する先端技術を用いた食品について、一貫して推進の姿勢をとり、表示制度を変えただけでなく、投資ファンドなどが資金を出しやすいようにしています。その結果、潤沢な資金を集めたベンチャー企業などが開発を進め、商品化を図ってきました。

この本で紹介した新たな食品について、よく「新たなたんぱく源」あるいは「代替たんぱく質」といった言い方がされます。遺伝子組み換えもゲノム編集も、遺伝子を操作してたんぱく質に変化を与えて、生命体を改造します。フードテックは、牛や豚、魚などのたんぱく質に代わって、植物や昆虫、微生物などをたんぱく源とします。

注目すべきは、このたんぱく質です。たんぱく質と食の安全で、忘れてはいけない問題に、ＢＳＥ（狂牛病）があります。草食動物の牛に肉骨粉を与え、成長を促進しようと不自然なことをした結果、プリオン（たんぱく質）に変化が起き、脳が侵される不治の病です。たんぱく質と不自然さが重なり起きたのです。しかも牛から人間に感染することもわかりました。新たなたんぱく源が、ＢＳＥの二の舞にならないよう、「これ、本当に『食べもの』ですか？」と問い直すことがとても大事になっているのです。

私たちの食卓は、私たち自身で守らなければならない時代になってしまいました。この本が、その一助になればと思います。

本書は、食べもの通信社の皆さまとの共同作業で作られたものです。日ごろから食べものについて考え、行動されてきている方々と一緒に作ることができたことを、本当にうれしく思います。心よりお礼申し上げます。

天笠啓祐

これ、本当に「食べもの」ですか？

2024年3月20日　第1刷発行

発　行　株式会社食べもの通信社
発行者　千賀ひろみ
〒101-0051　東京都千代田区神田神保町1-46
電話 03-3518-0621　FAX 03-3518-0622
振替 00190-9-88386
ホームページ　https://www.tabemonotuushin.co.jp
発売　合同出版株式会社
印刷・製本　モリモト印刷株式会社

■刊行図書リストを無料進呈いたします。
■落丁・乱丁の際はお取り換えいたします。

ISBN 978-4-7726-7718-9 NDC 588　188×128

PROFILE

天笠啓祐（あまがさけいすけ）

1947年生まれ。雑誌『技術と人間』編集者を経て、現在フリー・ジャーナリスト、市民バイオテクノロジー情報室代表、日本消費者連盟顧問。主な著書に『暴走するバイオテクノロジー』（金曜日）、『ゲノム編集食品の真実』（日本消費者連盟、遺伝子組み換え食品いらない!キャンペーン）ほか多数。

STAFF

装丁・組版◉本間達哉
イラスト◉安野いもこ
校正◉冨岡哲也
編集担当◉下村理沙

食べもの通信社の本

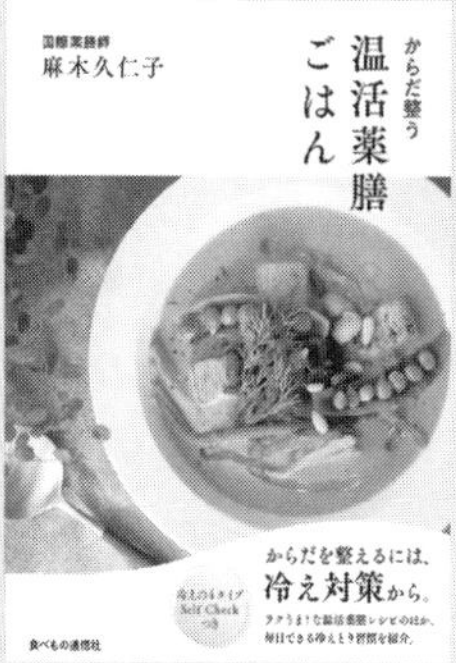

からだ整う
温活薬膳ごはん

麻木久仁子
（国際薬膳師・タレント）
■ A5 判／ 120 ページ／
オールカラー／定価 1400 円＋税

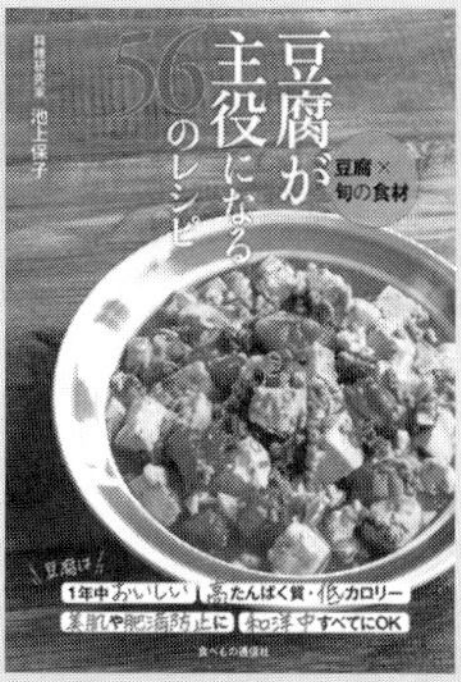

豆腐×旬の食材
豆腐が主役になる
56 のレシピ

池上保子
（料理研究家・豆腐マイスター）
■ A5 判／ 128 ページ／
オールカラー／定価 1300 円＋税

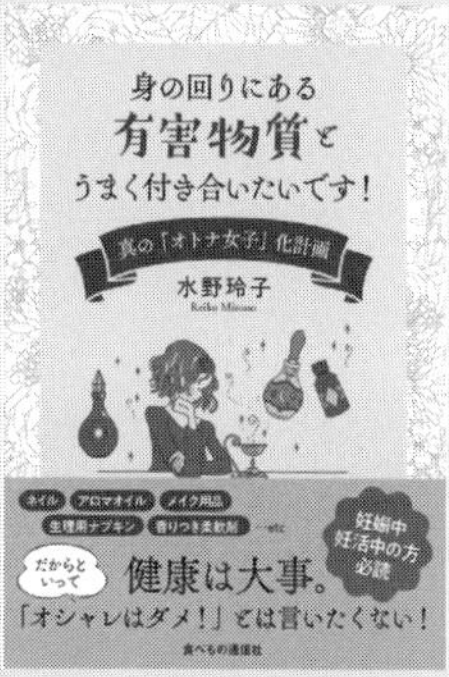

身の回りにある有害物質と
うまく付き合いたいです!

水野玲子（サイエンスライター／
NPO 法人「ダイオキシン・環境ホルモン
対策国民会議」理事）
■ 四六判／ 120 ページ／
定価 1400 円＋税

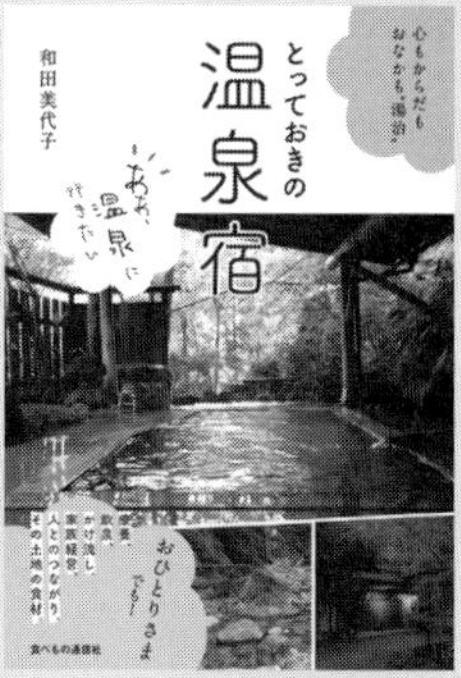

こころもからだもおなかも
“湯治”
とっておきの温泉宿

和田美代子（フリーライター）
■ A5 判／ 120 ページ／
オールカラー／定価 1500 円＋税